医学用語の考え方，使い方

西嶋佑太郎

中外医学社

目　　次

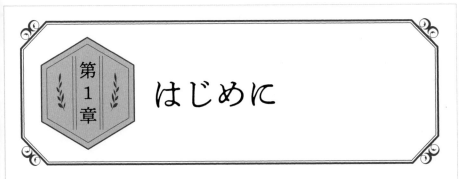

第1章 はじめに

1）漢字のとめ・はね

　突然だが「漢字テストのふしぎ」という動画をご存じだろうか．長野県梓川高等学校放送部の作品で 2007 年の第 29 回東京ビデオフェスティバルで大賞をとったものだ．おそらく知らない方が大半ではないかと思うので簡単に内容をご紹介する．すっきり正解をつけづらいような漢字テスト答案を用意し，小学校から高校までの学校教師に同じ答案を採点させてみる．すると人によってはほとんど○にし，人によってはほとんど×にするなど，点数にかなりばらつきがあることがわかった．採点基準は教師の経験であったり，辞典・漢字ドリルであったりと教師の言うことはまちまちだ．実は常用漢字表や学習指導要領の解説の示す「標準」はゆるめに設定されていて，それに従えばすべて正解になるのだというのをあらためて教師につきつけるが，「一つときめて教えたほうが教えやすく覚えやすい」といった意見や「入試でバツになってしまう」といった意見などが出て，なかなか教師には受け入れられないさまが，実に鮮やかに描かれている．気になった方は 20 分弱の動画で内容も難しくないので，ぜひ動画そのものをみてほしい．

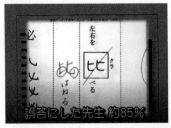

🔖 漢字テストのふしぎ（第 29 回東京ビデオフェス　大賞作品）[i]
（https://youtu.be/FvdlbH0qtu4）

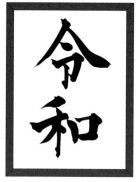

構成要素の例	左のような構成要素を持つ漢字の書き表し方の例
令	令令令令令令 鈴鈴鈴鈴鈴鈴　　など

官房長官がかかげた「令和」の字形（左）と「令」の字形の幅 [2]（右）

　漢字の字形には「これ」といった一つの正解があるように私たちは思っていることが多い．一つの正解を導くような教育をうけてきているので，これに疑念を抱いてこなかった人も多いのではなかろうか．最近では「令和」の元号発表の際に「令」の字形について話題にのぼったことがあった．下を「マ」のように書く書き方と，活字字形の書き方と2種類あって，しかも菅官房長官（当時）がかかげた「令」の字はどちらともいえない字形で，いったい何が正解なのかと疑問に思った人もいただろう．あるいは学校でこっちと教わったから，役所の窓口でこちらにしなさいと言われたから，とどちらかの字形に自信を持っている人もいるかもしれない．しかし「どちらでもいい」というのがその答えになる．

　2016年に文化庁から「常用漢字表の字体・字形に関する指針」が出された（文化庁のホームページからPDF形式で読むことができる）．そこには「令」が例として登場し，どちらでも間違っていないということが述べられている．常用漢字表とは，私たちがふだん使う漢字の範囲の目安を示したもので，2010年に改定され文字が追加されたことを覚えている人もいるかもしれない．戦後に当用漢字が発表されてから常用漢字表となって現在に至るまでずっと，「手書き字形」と「活字字形」の差について言及しつつ，「とめるかはね」るかについて「必ずしも拘束しない」とされてきた．つまり「絶対に正しい唯一の正解」を示すものではないことで一貫してきた．しかし教育の現場にはこれが伝わらずに，漢字テストの過度な採点が横行している現状があったのも事実で，2016年の指針であらためてこのスタンスを世にうちだしたことになる．先ほどの「令」でいうと下が「マ」のようになるのが手書き字形として書かれてきた形，「令」は活字字形として使われてきた形で，どち

らも同じ字体だ.「令」をそっくりそのまま手書きしてもいいし, 横画が点になってもいい. こういったことが常用漢字表の字すべてについて具体例を示しながら字形のもつ「幅」が書かれている.

大事なのはここで取り上げられている「正しさ」をめぐる人々の態度だ.

文部省, 文部科学省として「唯一正しい」字を示したことはなかった. そこには一貫して幅をもった「目安」が示されただけだ. もちろん幅をもっているからと言って文字の骨格を損なうような文字を書いていいわけではない. しかし実際はテストを通じて正誤をつけられ, 唯一正しい字形があると教えられ, そう教わって思い込んでしまっている. 動画のなかの教師が言うように, 一つ決まったものがあると教えやすいし教わりやすい. ごちゃごちゃ考えなくても唯一の「正解」があるとみんなハッピーというわけだ.

しかしそもそも存在していない「正解」はどう決めているのか. 辞典をみてみたり教師の経験からきていたりと, そこはかなりあいまいになってくる. そのため, 人によって「正解」つまり採点結果がばらつくということになってしまったのだ. 存在しない「正解」を求めて人は過ちを犯す.

2) 医学用語も似たようなもの

いきなり漢字テストの話で面食らったかもしれない. ただこの「正解」をめぐる話は医学用語にも当てはまるところが多い.

医学用語とは医学分野に関する用語のことで, 人体の部位についての用語, 病気や症状の名前, 器具や薬剤の名称, 手術の方法などなど, さまざまなものがある. こういったものを厳密にみていくと意外とあいまいだったりする.「頭蓋」は「ズガイ」か「トウガイ」か, どちらかパッと答えられるだろうか. 自信満々に答えられたほうが要注意だ. 答えは「どちらもある」だからだ. 医学用語にはさまざまなレベルで不統一なところがある. そこには漢字テストのときみたいに幅を持った目安が示されているとは限らない. 正解が場面によってかわったり, 正解が二つあったり, 正解がそもそもないこともある. 先ほどのように唯一の「正解」が常にあると思うと誤った方向に行ってしまうことになる. 厳密に言うと, 漢字の字形のように正解に幅があるものもあるのだが, 用語が統一されていないという現状ゆえに, 正解を示せないものもある. これは正解を示せていない体制のほうに問題があるので, 正解を求めること自体は悪いことではない.

さて，そういう不統一な用語を私たちはどうやって使っているのだろう．先輩や同僚が言っている通りにしていたり，指導やカンファレンスの場面で，「これはこう言うのだ」と上司からただされたりといったところか．ではその上司や先輩はどうやって用語を使っているだろうか．きっとさらに上司や先輩が使っていたからということになるだろう．あるいはちょっと調べてみようと思って軽く検索したり辞書を引いてみたりして得た知識を振りかざしているのかもしれない．病棟詰所の本棚の片隅に古ぼけた国語辞典が一冊置いてあるのをちょくちょく見かけるが，こういう時に使われるのだろうか．こうやって得られる自分なりの「正解」は経験によったり教科書によったりと，人によってばらつくことになる．もし詳しく調べたら，地域によって，職種によって，分野によって，まだらな方言のようになっているのかもしれない．それぞれが自分なりの「正解」を持っていて，実際どうなっているか，必ずしも詳しく知っているわけではない．この姿は漢字テストを採点する教師と重なってこないだろうか．

3) どちらでもいいが，なんでもいいわけではない

唯一の「正解」はないと繰り返してきた．それが，すっきりとした極論ではうまくいかない現実を直視するための本書のスタンスである．

「なんでもいいわけではない」というのは，自明にも思える．しかし「正解がない」ということを「なんでもいい」ととらえる人がいるのは事実なので，この点を確かめておく．先ほどの漢字テストの例でいえば，国は唯一これじゃなければいけないという字形を決めているわけではない．文字の骨格ともいうべきものは決まっているが，細かなとめやはねなどはそこまで気にしすぎなくてもいいという話だった．この話を聞いて，「それなら，漢字はどう書いても OK ということになってしまうのか」と心配する人がいる．「常用漢字表の字体・字形に関する指針」では，そういう人がいることを見越して，Q&A のなかで「雑に書かれている字や十分に整っていない字であっても，字体が読み取れさえすれば誤りではないということは，どのような字形で書いてもいいということでしょうか．」（Q36 どのような字形で書いてもいいのか．p.88）という問いがおかれている．それに対する答えはもちろん「そうではない」だ．その続きには，「漢字による情報伝達をより円滑なものとするためには，読む側への配慮に基づき，意図したとおりに正しく読み取ってもらえるよう書く必要があります．その場合には，整った読みやすい字形で，丁寧に書くよ

う努めるべきです．」とある．伝わればなんでもいいのではなく，正誤の問題と，きれいに書くかどうかという問題は別の問題だという考え方をうちだしている．

医学用語でおきかえるとこうなる．医学用語に唯一の正解がないなら，どんなことばを使ってもOKになるのかというと，そうではないだろう．医学用語は医学に関する概念を記載し，伝達するためにあるのであって，なんでもありではない．医学用語の正確な伝達は人の命に関わることだ．例えば降圧薬の「アルマール」と血糖降下薬の「アマリール」が取り違えられて，死亡を含む医療事故が多数あがったことを耳にした人もいるだろう．病院や診療所，介護施設等での情報のやりとりは医学用語なしではなしえない．その用語を自分勝手に使っていたら何も伝わらなくなってしまうだろう．こういったことが，医学用語が「専門用語」として必要である理由であり，情報の正確性の観点から「なんでもいいわけではない」のだ．そのため，明らかな誤りは正す必要がある．例えば増悪（ぞうあく）を「憎」悪との混同で「ぞうお」と読むようなことだ．喘鳴を「ぜいめい」と読むのもかなり多いが現時点では誤りだ．

次に「どちらでもいい」ことについて．唯一の「正解」はないことをお伝えしたが，これには種類がある．「頸部」「頚部」のどちらが正しいのかのように，そもそもどちらかが正しくてどちらかが正しくないという問題ではないものから，頭蓋は「ズガイ」か「トウガイ」かのように正解が定まっていないために正解がないものもある．医学用語でどちらなのか悩むようなことに直面したら，大抵はこういう「正解」のない問題だ．後者のような正解が定まっていない問題については，しかるべきところが議論をして正解を作っていくことがもちろん大事なのだが，そうでない一般市民が勝手に「正解」を作りだして吹聴することがあってはならない，というのも大事なことだ．生半可な知識で理屈をつけて「これが正しいのだ」ということをいうと，何も知らない人からみたら納得できてしまい受け入れられてしまう．しかし検証してみたらその理屈は間違っているということもあるのだ．

さて「どちらでもいい」なら実際どちらを使えばいいのだろうか．文書で医学用語を使うなら読みなどが最悪わからなくても伝えることができる．しかし口頭での申し送りなどでは音声で伝えざるを得ず，どちらかで読むしかないだろう．現実的にはその集団，職場でいわれているのに合わせておくというのが穏当だろう．その集団・職場が明らかに間違っていれば，人間関係を損なわない程度で指摘していくのもいいと思う．おそらくここまで読んで疑問に思うのは「正解がないのか，実は明らかな正解があるのか，どちらかわからない」ということだろう．それがわかれ

ば医学用語をふだんづかいする分には十分すぎるというほど知っていることになる．その問いの答えを得るために必要な「リテラシー」を獲得するための手掛かりを次章以降で述べていくつもりだ．

4）本書の構成

　ここでひとつ断っておかなければならないことは，本書は「医学用語」を対象としたものだが，特に「日本語の学術用語」を対象にしている．「日本語の」ということは，ドイツ語用語やラテン語用語，英語用語を中心に扱うものではない．その理由は，ドイツ語やラテン語は俗語（あるいはいわゆる業界用語）という形で残ってはいるものの現在メインで使うものではないということ，英語用語については医学教育内でも行われるであろうし，必要に迫られればある程度自学自習がしやすいと思われることが理由だ．もちろん筆者が論じられるほどの知識がないというのもある．「学術用語」ということは，用語集に載っているような，ある程度ちゃんとした用語をメインに扱い，俗語はあまり扱わないということになる．例えば「アッペ（虫垂炎）」「タキる（頻脈）」などは扱わない．興味のある方は，江藤ら[3]などを見ていただくといいだろう．

　偉そうに書いてしまっているが，筆者は，日本語や漢字について大学などで系統的に学んだ者ではない．幼少期より漢字に関心をもちつづけ，医療関係者として働きながら半ばライフワークとして漢字の研究を独学で行っている者だ．いつの間にか自宅の本棚は，戦前から現代までの医学用語集であふれかえっている状況で，これでも医療関係者のなかでは日本語や漢字については詳しいほうだろうということもあって執筆した次第だ．日本語・漢字の専門家から見れば，不足な点や不勉強な点があるかもしれず，ご海容願いたい．

　本書のおおよその構成を示す．第2章では医学用語を知るうえで基本となる漢字や日本語の知識について，必要なことを解説する．ここは医学用語と直接的な関係はないが，医療関係者であるかどうかにかかわらず，知らないあるいは誤解していることが多いところである．これを知っておくだけで医学用語についての悩みはかなり解決できる．第3章では医学用語という専門用語そのものについて．医学用語がどういうふうに決まっていて，どういうものを見ればそれがわかるのかということを解説する．これは実際に迷ったときにどこを調べたらいいかを知るうえで大事

である．第4章では実際に医療関係者が日々困っているであろう疑問点を解説していく．第2章，第3章が難しいと思う人はここだけをみて疑問を解決してもらっても構わない．第5章ではこれからの医学用語を考えていくうえで今後の課題や関連する事項を述べる．

参考文献
1) 長野県梓川高等学校放送部.「漢字テストのふしぎ」第29回東京ビデオフェスティバル大賞受賞作品. 2007.
2) 文化庁, 編. 常用漢字表の字体・字形に関する指針　文化審議会国語分科会報告. 三省堂; 2016.
3) 江藤裕之, 岸　利江子, 岩崎朗子, 他. 医療者間で使われるドイツ語隠語の造語法に関する考察. 長野県看護大学紀要. 2002; 4: 31-9.
4)「医薬品の販売名の類似性等による医療事故防止対策の強化・徹底について（注意喚起）」(2008年12月4日) 医政発第1204001号／薬食発第1204001号.
5) 大日本住友製薬株式会社.「アルマール®とアマリール®の販売名類似による取り違え防止について」2012年1月.

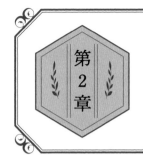

第2章 医学用語の前提となる日本語・漢字の知識

1. 医学用語を語る前に

　本書は医学用語に関する本なのだが，医学用語を中心に扱う3章の前に，漢字についての知識を再確認するこの章を置いている．改めて確認しておくと本書では日本語の用語を扱い，ドイツ語由来の俗語や英語の用語は扱わない．高校を卒業してしまうと，日本語や漢字について体系だって教えてもらう機会はまずなく，特に一般的には理系分野に属する医療関係に進む人々はなおさらであろう．国語に苦手意識を持っている人も多いのではないだろうか．しかしそのわりに，日本語の医学用語は妙にむずかしい．そのギャップを埋めてくれる人はおらず，自主学習教材も少ない．しかし日々使うものなので避けては通れない．ひとまずは以上のことから「医療関係者は日本語・漢字が苦手」と思っておいたほうがよさそうだ．

　そのギャップを埋めるのに必要な知識は，医学用語についての総論というよりは，日本語や漢字に関する知識のほうだと思う．というのは，医学用語は一種の業界用語であってふつうのことばの使い方と一味違うところがあるからだ．基本ができていない状態で応用に進んでもわからないものはわからない．そしてその基本は高校までの教育課程で十分に教えられているかというとそうではないことは，「はじめに」でみたとおりだ．高校までは漢字の種類を教え，入試に必要な読み書きはわりと教えてくれるかもしれないが，漢字についての総論的な部分は学んでいないことが多いのではないか．

　では自分で日本語や漢字について調べようと思ったらどうするだろう．手近なのはインターネットで検索することだが，適当に検索して得られる知識はほんとうに妥当な知識だろうか．医学知識に置き換えてもらえばわかりやすい．インターネットで病気などについて検索して出てきた上位の情報が医学的に正しいといえるかどうか．書店で並んでいる医療系の本，とりわけ一般向けの本の内容は医学的に正しいといえるかどうか．メディアでセンセーショナルに報道されていたり紹介されていたりする情報は医学的に正しいといえるかどうか．医療関係者であれば，それらがすべて正しいと留保なしにいうことはできないだろう．なかには医学博士などの肩書をもって情報を発信する人もいるだろうが，肩書だけではあまり意味をなさないことは知られていることだろう．とはいえ，このように医学の情報の質がまちまちであることは，まったくの医療知識ゼロの人々から見たらわかりにくい．

　同じことは日本語や漢字についても当てはまる．書店の一般向けの本（特に「語彙力」「難読」を謳ったり，日本語をやたら賛美したりするもの）は日本語や漢字の知識を得るのに適切なものとは言えない．メディアに出てくる説明も，たとえ学者が出てきても正しいとは限らない．特にメディアは「諸説あります」という姑息（この姑息は医学的ではない，いわゆる「誤用」の意味で）な手法で適当な情報を流すので基本的に眉唾ものだ．検索して出てくる Wikipedia などの情報は，ぱっと大略をつかむにはいいのかもしれないが，学術的に信頼できるかというのとは別問題だ．

　医療関係者（に限らないが）は，ふだん使っている日本語や漢字について，ふだん使っているからという理由でわかっている気になってはいないか．医療関係者が医療以外の分野で情報を得るときの態度は，医療関係以外の人が医療知識を得ようと情報の海におぼれているのと同レベルになりうることを認識しておく必要がある．では何を読めばいいのか．

　このギャップの橋渡しをしようというのがこの章の目的だ．しかし筆者も一介の医療関係者であり，日本語や漢字の研究を専業で行っている者ではない．とはいえ筆者も幼少期から日本語や漢字に関心をもっていながらも結局その道には進まなかったために，専門の研究者に対するある種コンプレックスがあって，一層正確な情報を入手し学ぼうと意識してきた．参考文献も玉石混淆あるなかから「玉」を選んでいるつもりである．次項から，参考文献への導入かつ次章以降の下地となりうる点をかいつまんで述べていくことにする．ただ，筆者もやはり門外漢であるので

第2章　医学用語の前提となる日本語・漢字の知識

不正確さがどこかにはあるかと思われる．詳細な知識が必要な方は参考文献を読んでいただくことをおすすめする．

2. 手書きと活字

　一つ目のテーマは「手書きの文字と活字の文字は違う」ことだ．私たちが文字を楷書（p.12 参照）で手書きするときの書き方と，印刷されていたり画面に表示されたりしているときの（明朝体などの）文字の表され方というのは，別個に発展した経緯があるので，必ずしも一致させる必要がないものだということだ．これは医療関係者に限らず誤解されていることが多いと思われる．

　学校で漢字を教えてもらったとき，なにを手本としただろうか．筆者は教科書に書かれている活字だったと記憶している．教科書体という書体（p.11 参照）で書かれており，これとちょっとでも違うと×にされた．そういうこともあって，書いてあるとおりにトメやハネまで注意を払って書くということが身についてしまっている．もちろんそれでいいわけではないことは「はじめに」でも述べた．2016 年に『常用漢字表の字体・字形に関する指針』が出されて，手書きは活字（印刷字体）と一致させる必要はなく，トメやハネなどはある程度幅をもって許容されることが再確認された．これは「再確認」であって，「基準をゆるめた」わけではない．当初から幅をもって許容されることは常用漢字表に書いてあって，教員が参照するはずの『小学校学習指導要領解説国語編』にも「正しい字体であることを前提とした上で，柔軟に評価することが望ましい．」とあり，入試担当が参照するはずの文部科学大臣政務官通知『大学入学者選抜における常用漢字表の取扱いについて（通知）』にも，同様のことが書かれている．書いてある通りではないと間違いなんてことは誰も決めていないのに，まかりとおっているのだ．

　ここでは『常用漢字表の字体・字形に関する指針』をメインの文献としてとりあげている．これは PDF としてインターネットで見ることもでき，書籍としても販

売されている．非常に有用な指針なので，一度目を通してみることを強くおすすめする．全部でなくても，気になる字だけでもいい．それぞれの文字に，問題となりそうなポイントと，関連するＱ＆Ａまでついていて，かなり親切な作りになっている．

　まずは基本的な用語を押さえておこう．指針の定義を見てみる（p.12 の図を参照）．

●字体: 文字の基本的な骨組みをいう．例として，「学」と「字」と「宇」は骨組みが違うので「字体」が異なっているが，手書きの「学」と活字の「学」は字の太さや点画の曲がり方などが違っても（つまり，図の書体Ａ～Ｄで異なっていても）同じ字として認識されるので，同じ「字体」だ．

●字形: 具体的に出現した個々の文字の形状をいう．例えば「学」を手書きした時に，「子」の２画目をはねなかったとする．それでも同じ「学」なので同じ字体ではあるが，字形は異なる．長いか短いか，はねるかはねないか，など多少異なっても骨組みが同じなら，同じ字体の別の字形ということになる．つまり，文字のフォントの数だけ，個々人の手書きの癖や特徴などの数だけ字形が存在している．「末」と「未」など長短が骨組みの要素になっていることもあるので，あくまで骨組みが変わらなければということだ．

●書体: 印刷文字でいえば，明朝体，ゴシック体，教科書体のような，文字に施された一定の特徴や様式のことをいう．手書きの文字でいえば，楷書体，行書体，草書体，篆書体などがある．これらは個々人の癖などではなく，それぞれ一つの体系をなしているものだ．

●字種: 同じ音訓を原則として持ち，相互に入れ替え可能なものとして使われてきた漢字の集合体のことをいう．何を言っているかわからないと思うので例を挙げると，「桜」と「櫻」，「竜」と「龍」は，どちらも「さくら」や「りゅう」と読み，意味も同じである．特定の場面ではどちらかが使われやすいということはあっても，入れ替えることで意味が完全に変わってしまうことはない．これが「同じ音訓をもって，入れ替え可能なもの」という意味だ．「桜」と「櫻」，「竜」と「龍」は文字の骨組みが異なる．そのため，別の「字体」ということになるのだが，これをひとまとまりで呼ぶとすると，両者は「字種」が同じということになるのだ．

　次に，手書きの楷書と，明朝体の活字について簡単にみておこう．

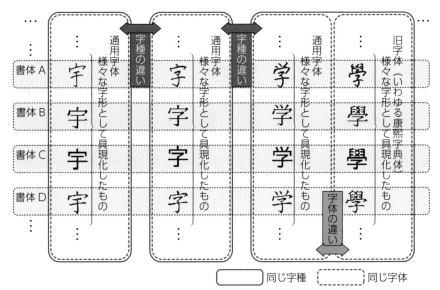

※原則として，字種が違っていれば字体及び字形も異なり，字体が違っていれば字形も異なる．

🐟 用語の定義
（文化庁．常用漢字表の字体・字形に関する指針 [1]）

　楷書は，隋や唐の時代に発達した書体だ．行書や草書（一般的に「くずし字」と呼ばれているような書き方）と比べると，つなげて書かずに点や画が一つ一つはっきりとしている．学校で習うのはこの楷書であるし，きっちりとした書類などで「楷書で丁寧に」と書いてあることもある．私たちが手書きで最も多く使う書体だ．活字との関係を説明するのに必要なので変遷を述べると，この楷書というのは篆書→ 隷書 → 楷書というように変遷してきたものだ（p.13 の図を参照）．篆書というのは印鑑などに使われるグネグネとした書体のことで，そこからすばやく書けるように単純化，簡略化がすすめられて，最終的に整えられたのが楷書ということになる．書道の教科書に載っている虞世南「孔子廟堂碑」や欧陽詢「九成宮醴泉銘」などは楷書のお手本とされるもので見たことのある人もあるかもしれない．中国で行われていた官僚登用試験である科挙では，使用する文字の共通認識として標準字体が楷書でまとめられていて字様と呼ばれ，当時の字の整理が今日にまで影響を及ぼしているという．印刷がない時代はもちろん手書きがメインなので，手書き文字の標準がある程度あったということだ．

〈通〉通用体の系統　　　〈正〉正字の系統

説文解字の字体を楷書や明朝体に適用

年代	甲骨金文篆書		
紀元前3世紀以前	戦国古璽	↑手書き以前	
紀元前221年 秦が国家統一 他国の文字を禁止	睡虎地秦簡	小篆 説文解字 ◀ 睡虎地秦簡 ↑過渡期	
紀元前206年 漢王朝建つ	馬王堆 定県漢簡 熹平石経	↓手書き以後	
4世紀初め頃	王羲之 王羲之		
5〜6世紀ごろ	鄭道昭		
7世紀	欧陽詢 褚遂良 虞世南	石経 五経文字 ◀唐代の正字	
8世紀	空海聾瞽指帰 法隆寺法興 釋迦像光背記 王延孫造 釋迦像光背記	↓日本で漢字を使い始める	
9世紀	粘葉本朗詠集 粘葉本朗詠集 藤原行成	唐代の正字以降，宋代に木版印刷が盛んになると，経書などの漢籍や字書に，正字体が混ざるようになる．	
17〜19世紀		康熙字典 ↓印刷・活字 康熙字典は活字の字体として採用される．	
19世紀半ば		↓硬筆の導入	
20世紀半ば	当用漢字字体表	文部省活字 文部省活字は昭和10年以降，国語の教科書に採用され，硬筆の書写にも使われる．字体は正字に近く，筆法は筆記体に近い．毛筆の書写にはほぼ通用体が使われる．	

隷書　隷書から楷書への移行期　楷書完成期　日本上代　平安　江戸　明治〜昭和　戦後

八五〇年間の通用体の歴史

🐾 書体の変遷
（大熊 肇. 文字の骨組み. 彩雲出版; 2009. p.41)

第2章 医学用語の前提となる日本語・漢字の知識

　次に，印刷とひとくちにいっても木版印刷もあれば金属などの活版印刷もある．現代では文字コードで処理され明朝体などのフォントで表示される．印刷は版木に彫る木版からはじまったのではじめは手書きの楷書にもとづいて字が印刷されるが，次第に量産化のために字画を直線化しはじめて，明朝体と呼ばれる体系ができあがった．明朝体は縦画がふとくて横画がほそい，横画の最後に「うろこ（三角形に盛り上がった部分）」がつくなどの特徴をもっているのは，手近の印刷の文字をよくよく見たらわかるだろう．それが金属の活字の書体として作られるようになり，日本でもさまざまな明朝体の活字セットができることになった．ここで「彫る」ための洗練の過程で，明朝体のデザインと手書きの楷書との間でずれが生じるようになってきたというのが一つポイントになる．これについては『常用漢字表の字体・字形に関する指針』のなかに「明朝体に特徴的な表現の仕方があるもの」というのがあるので，それを見てみてほしい．

♣ 縦画のはねの表現に関するもの

構成要素の例	明朝体の例　−　手書きの楷書の例			
衣	衣−衣	製−製	裏−裏	など
艮	眼−眼	銀−銀	良−良	など
辰	唇−唇	振−振	震−震	など
氏	氏−氏	紙−紙	低−低	など

（文化庁. 常用漢字表の字体・字形に関する指針. 明朝体に特徴的な表現の仕方があるもの. p.33[1]）

♣ 「筆押さえ」等に関する例

構成要素の例	明朝体の例　−　手書きの楷書の例			
史	史−史	使−使	吏−吏	など
之	芝−芝	乏−乏		など
入	入−入	込−込		など
入	詮−詮	喩−喩		など
八	八−八	公−公	船−船	など

（文化庁. 常用漢字表の字体・字形に関する指針. 明朝体に特徴的な表現の仕方があるもの. p.36[1]）

015

◆ その他

構成要素の例	明朝体の例 － 手書きの楷書の例			
⻌	近－近	述－述	連－連	など
⻍	遡－遡	遜－遜	謎－謎	など
⺮	簡－簡	笑－笑	箱－箱	など
心	心－心	総－総	必－必	など

（文化庁. 常用漢字表の字体・字形に関する指針. 明朝体に特徴的な表現の仕方が
あるもの. p.37 [1]）

　もう一つのポイントは，明朝体活字が参考にした『康熙字典』という字書にある．
『康熙字典』は清の時代の康熙帝の勅命により作成された字書で，4万字ほどが収録
されており漢字字書として権威をもったものだ．日本の漢和辞典もこの『康熙字典』
を大いに参考にしており，部首も『康熙字典』のものをある程度踏襲している．そ
して，この字書は「明朝体」で字が示されていた．これはつまり手書きの字ではな
く，印刷用の字で字書に載っているということだ．さらに字の形も異なるところが
ある．『康熙字典』は後漢の時代の『説文解字』という最初の字書で使われた篆書
という書体を参考にして字体を掲げるものもあるので，伝統的な手書きの字と異な
るものがある．これについては『常用漢字表の字体・字形に関する指針』のなかに
「手書き（筆写）の楷書字形と印刷文字字形の違いが，字体の違いに及ぶもの」とい
うのがある．

　要するに，手書きの伝統と，印刷された字の伝統とで，字の骨組みまでもが異なっ
てしまうことがあるということだ．それでもどちらかが間違っているわけではなく，
現状はどちらで書いても構わないのだ．図をみたら「それもアリなのか」と思う字
が一つはあるのではないだろうか．

第2章　医学用語の前提となる日本語・漢字の知識

🏵 方向に関する例

該当字種	手書きの楷書の習慣による例	明朝体の字形に倣った手書きの例
恣	恣 など	恣 など
煎	煎 など	煎 など
嘲	嘲 など	嘲 など
溺	溺 など	溺　溺 など
淫	淫 など	淫 など
蔽	蔽 など	蔽 など

（文化庁. 常用漢字表の字体・字形に関する指針. 手書き（筆写）の楷書字形と
印刷文字字形の違いが，字体の違いに及ぶもの. p.60[1]）

🏵 その他

該当字種	手書きの楷書の習慣による例	明朝体の字形に倣った手書きの例
彙	彙 など	彙 など
剥	剥 など	剥 など
詮	詮 など	詮 など
喩	喩 など	喩 など
惧	惧 など	惧 など
稽	稽 など	稽 など
捗	捗 など	捗 など

（文化庁. 常用漢字表の字体・字形に関する指針. 手書き（筆写）の楷書字形と
印刷文字字形の違いが，字体の違いに及ぶもの. p.61[1]）

　まとめると，楷書は手書きの，印刷は印刷の効率化のために独自の方向性で洗練され，並べてみると，異なったものになっている．印刷の字体というのは手書きの楷書の流れからみると特殊な字体もあるということになる．そして現在では，印刷の字体に忠実に手書きをする必要はないが，別にしてもいいということだ．

　具体例をみてみよう．東日本大震災以降に出現頻度が増えた「絆」は，頻度の増加とともに手書きする機会も増えたと思うが，この旁（右半分）をどう書くかということになる．半分の「半」そのものなのだが，忠実に書く人もいる．手書きの楷

書では上が「ソ」の半で書かれてきたが，『康熙字典』をはじめとした印刷された文字では上が「ハ」の半を見ることが多い．どちらかが誤りではない，つまり「どちらでもいい」のであるが，「ソ」の半の「絆」を見ることはあまりない．手書きで書かれてきたのは「ソ」の半のほうであるということを知ってもらえればと思う．

「絆」もそうだが，現代では手書きの文字よりも印刷の文字を見ることのほうが圧倒的に多い．学校で習っていない漢字に遭遇したときにその字の形を覚えるのはこの印刷の字体であって，それを書こうとしたときに必然的にこの字体を模倣しようとするのはやむを得ないと思う．手書きと印刷入力の場面を区別せずに，無理にどちらかに寄せて画一的に決める必要はないものと思っている．

ある字をどうやって手書きしたらいいのかわからないとき，スマホやパソコンで変換して出てくる字は印刷字体であって手書きの楷書のものと異なる可能性がある，ということがこのテーマで伝えたいことだ．ではどうしたらいいか．何度も挙げている『常用漢字表の字体・字形に関する指針』を見てもらってもいいし，書道字典を見てもらってもいい．手軽なものなら HNG（漢字字体規範史データセット https://www.hng-data.org/【QR コード】）ではある字を入力すると伝統的にどう書かれてきたかの画像を見ることができるのでおすすめだ（第 4 章の「1.『脊』は手書きでどう書くか」も参照）．

参考文献
1）文化庁. 常用漢字表の字体・字形に関する指針. 平成 28 年 2 月 29 日.
2）大熊 肇. 文字の骨組み. 彩雲出版; 2009.
3）大熊 肇. 彫刻文字と手書き文字の書体と字体. 日本語学. 2016; 35. 134-45.
4）大西克也, 宮本 徹. アジアと漢字文化. 放送大学教育振興会; 2009.
5）棚橋尚子. 国語科教育の立場から考える「字形」の諸相. 日本語学. 2016; 35. 70-83.
6）江守賢治. 解説字体辞典（普及版）. 三省堂; 1998.

3. 常用漢字表と混ぜ書き

　「2. 手書きと活字」のなかで常用漢字表というのが何回か登場したが，次はこれについてみていこう．常用漢字表というのは 1981 年に「法令，公用文書，新聞，雑誌，放送など，一般の社会生活において，現代の国語を書き表す場合の漢字使用の目安を示す（前書きより）」ために内閣告示で示された．2010 年には改定が行われて 2136 字になったニュースを覚えておられるだろうか．

　現代の私たちがふだん使っている字はおおよそこの常用漢字の範囲に合致していて（そうでないと作った意味がない），学校で習うのもおおよそこの範囲の漢字だ．習った漢字ならなにをいまさらと思われるかもしれないが，医療関係者に必要なのはこの表の内と外の境界線，あるいは外の世界なのだ．その境界をめぐって起こったできごとが医学用語にも影響を及ぼしている．

1）常用漢字表の目的—表内外の境界線

　常用漢字表は「現代の国語を書き表す場合の漢字使用の目安」ということだった．さらっと読んだら何も思わないと思うが，この「目安」という言葉がかなり大きな意味を持っている．というのはそれまでの当用漢字（1946 年制定）はそうでなかったからだ．当用漢字表の前書きにはこうある．

> この表は，法令・公用文書・新聞・雑誌および一般社会で，使用する漢字の範囲を示したものである．
> この表は，今日の国民生活の上で，漢字の制限があまり無理がなく行われることをめやすとして選んだものである．

　当用漢字では「目安」ではなく「範囲」となっている．しかも「漢字の制限」が行われている前提で話が進んでいる．どういうことかというと，当時，「漢字はいずれ廃止する」ものであって，とはいえいきなり廃止するのは混乱を生じるから「当」面「用」いる漢字を定めたということなのだ．現代と話が全然違う．この当

用漢字は 1946 年から 1981 年までよりどころとされたので，その影響は現代まで残っている．「使用上の注意事項」を見てみると，

> イ，この表の漢字で書きあらわせないことばは，別のことばにかえるか，または，かな書きにする．
> チ，専門用語については，この表を基準として，整理することが望ましい．

それが 1981 年の常用漢字表になるとこうなった．

> 2　この表は，科学，技術，芸術その他の各種専門分野や個々人の表記にまで及ぼそうとするものではない．

　常用漢字表になって及ぼそうとする対象もゆるくなったことがわかるだろう．確認しておくと，常用漢字表にあろうとなかろうと，私たちが日々の生活でどんな字を書こうが自由である．個々人の字の書き方を縛るために作られたものではないのだ．

　さて，表の内と外との境界について流れを追うと，1946 年の当用漢字では基本的に公用文書やメディアを中心に当用漢字内の漢字のみで書くよう要請された．それは目安ではなく「制限」であって当用漢字で書き表せない字は，混ぜ書きや書き換えを行った．医学を含む専門分野は「整理することが望ましい」という文言で，制限というほどきつくはないが，こう書かれてしまうと何らかの形で動かざるを得なかった．1981 年に常用漢字表が告示されると，制限から目安に変わり，専門分野もその対象の外に置かれるようになった．2010 年の常用漢字表改定では字数が大幅に増え，制限色はますます薄くなり，現状追認の形になってきている．現状からは制限色を感じることはないものの，制限ということでかつて表外の漢字が受けた影響は現在も残っている．

　その影響のうち，混ぜ書きと，同音の漢字による書き換えは次項で，専門用語の動きは「5. 専門用語と漢字」でみることにする．

2) 同音の漢字による書き換えと，混ぜ書き

　当用漢字の時期に当用漢字外の漢字は，かなで書かれるか，別の言葉に書き換え

られた．常用漢字表の現代にあっても，報道や公用文などでは，表外の漢字はそのまま書いてふりがなを振るか，かな書きにするか，書き換えられた言葉を使うかなどの方法で書かれている．漢字で書いてふりがなを振る例は近年であれば「忖度（そんたく）」だろうか．「忖」は常用漢字表外だが，周知されてくるとふりがなもつかない場合も出てきていた．

　医学用語でも難しい漢字をかなで書いている例はすぐに思いつくだろう．「てんかん（癲癇）」「うっ滞（鬱滞）」「けいれん（痙攣）」「せん妄（譫妄）」などだ．このなかで「うっ滞」「せん妄」が混ぜ書きに当たる．熟語なのにかなで書くものと漢字で書くものが混ざっているものを混ぜ書きと呼んでいる．「ら致（拉致）」「補てん（補填）」「改ざん（改竄）」などは新聞紙面でも見たことがあるのではないだろうか．見栄えにも読みやすさにもあまりいいものではないと思うのだが，実際にこの方法が行われてきており，まだそれは続いている．このような混ぜ書きが医学用語内にも残りやすい要因として，字が難しいからというのはもちろんあるが，それ以外にその語が公用文書で使われるかどうかというのはあるだろう．「うつ」を含めた精神疾患は五大疾病に入っているし，「てんかん」と運転免許の問題も取りざたされている．

　この混ぜ書きが行われたのは常用漢字外の字が混ざっているからだが，それを行わなければならないのは公用文書などに限られる．メディアはそれぞれの用字用語集を使用してそれに従って表記を行っており，一般人が文章を書く分には制限は特にない，ということは再度押さえておこう．

　そして当用漢字表の「別のことばにかえる」というのを具体的にまとめたのが，1956年の「同音の漢字による書きかえ」だ．当用漢字表外の漢字を処理するための方法の一つとして，表内の漢字に置き換えて表記するというものだ．341の漢字あるいは語のリストを「広く社会に用いられることを希望する」として文部大臣に報告された．この書き換えにあたっては，できるだけ根拠があり，比較的無難なものが選ばれた．具体的には下のような方針だった．

> 一　同じ字源か，または正俗同字のもの
> 　　〈例〉廻転 → 回転，管絃楽 → 管弦楽，吃水 → 喫水
> 二　音通のもの　〈例〉火焔 → 火炎，挌闘 → 格闘，稀薄 → 希薄
> 三　同じ意味か，または似た意味の語を借りたもの
> 　　〈例〉衣裳 → 衣装，撒布 → 散布，蒐集 → 収集

四　新しく造語したもの

〈例〉慰藉料 → 慰謝料，漁撈 → 漁労，根柢 → 根底

五　単に音を借りたもの　〈例〉一挺 → 一丁，装幀 → 装丁，庖丁 → 包丁

　これらが検討される根拠に，それまでに対応をはじめていた各界の資料が参考にされていた．『新聞用語言いかえ集』や文部省『学術用語集』などだ．そのなかに『医学用語集　第一次選定』(1944年) というのも実は含まれている．医学分野では実は当用漢字表が制定されるより前から，難しい漢字の言い換えを進めていた．それが採用された形になる．例えば，骨骼 → 骨格，屍体 → 死体，蛔虫 → 回虫などだ．しかし彎曲 → 湾曲，広汎 → 広範などは「同音の漢字による書きかえ」に載っていても，医学分野で書き換えが行われたわけではなく，「同音の漢字による書きかえ」が医学分野に及ぼした影響はさほどないようだ．

　また誤解が時折あるのだが，これらは「根拠があってできるだけ無難なもの」であって，全部でたらめに中央が作ったわけではない．書き換え後の表記は誤用を定着させようとしたものではないことも確認しておきたい．障害の表記について特に誤解がみられるので後に述べる (第5章「2-6『障害』の表記をめぐる議論」を参照)．そしてこの「同音の漢字による書きかえ」は当用漢字のような強制力を持たないこと，常用漢字とその改定によってもはや書き換える必要のない語も多く存在するようになっていることも押さえておきたい．

　「同音の漢字による書きかえ」に示された言葉は，膨大な医学用語からみるとごく一部のみだ．医学用語にはそれ以外にも当用漢字以外の漢字がやまほどある．それらに対しては，「書きかえ」が進んだのではなく，かな書きされたり，ふりがなを振られたりして対応されていた．

参考文献
1) 阿辻哲次. 戦後日本漢字史. 新潮選書; 2010.
2) 文化庁. 国語施策百年史. 2005.

第2章　医学用語の前提となる日本語・漢字の知識

コラム 1　漢字廃止論と医師たち

　漢字を廃止する，というと今ではピンとこないかもしれないが，戦前にはかなり（もちろん戦後や現在も多少は）議論されており，その議論には医師も多く参加していた．漢字を廃止した先には，ローマ字で書くべきというローマ字論や，カナモジで書くべきというカナモジ論，エスペラント語の普及を目指すエスペランティストなど多様な意見があった．皮膚科学者の櫻根孝之進はローマ字で書かれた皮膚科学書「Hifubyôgaku」を 1913 年に出版しており，眼科学者の石原忍は独自のカナモジ（東眼式新仮名文字）を発表した．こういった多様な意見を持つ人々が集まり昭和初期から終戦くらいまでの間に活発な議論を行った国語改良運動ともいうべき一大ムーブメントがあり，この間に医学用語の改革も推し進められた．漢字廃止は目標には遠すぎるということで穏当な改良にとどまったが，遠い目標があったからこその熱量の大きさは，現代ではなかなか再現できないものだろう．

4. 活字と文字コード－表外漢字字体表

　「3. 常用漢字表と混ぜ書き」では常用漢字表という一般的な社会で使われる漢字の目安があることと，その外の漢字の表記をどうしていったらいいかということをみてみた．常用漢字表になって制限から目安に変わり，専門用語の漢字もおおっぴらに制限を受けることはなくなった（当用漢字の時代にも大きく制限を受けたということはなく，医学用語はおおむねそれまで通り使われていた）．医学用語には常用漢字表外の字がそこそこあるので，これをどうやって使っていくかという問題はまだ残っている．

　また常用漢字表が告示された 1981 年は，漢字をコンピュータ上で表記できるよ

うになってきている時代でもある．そして現代は文字を「書く」よりも「入力する」機会が圧倒的に多い時代だ．となると漢字をどう扱うかという技術も発達し，それと同時に問題点も発生する．常用漢字表（や当用漢字表）では字体もあわせて示されていたので，それに従えばコンピュータ上で表示させるにもそこまで混乱は来さないが，その外の字を表現するときには問題が生じていた．

　ここに述べる文字コードなどに関する問題は，筆者の力量を超えた問題であり，単純に理解しようとして見落としがあるおそれを常に抱いている．興味のある方はぜひ参考文献に当たってもらいたい．

1) JIS 漢字

　JIS というのは日本産業規格（2019 年に日本「工」業規格から改称された）のことだ．産業規格と漢字というと接点がなさそうにも思えるが，実は大ありで，漢字（を含めた日本語）の処理の規格を作っている．JIS 第 1 水準，第 2 水準といえば，日本漢字能力検定の準 1 級，1 級のおおよその出題範囲にあたる．そこまで知っていれば基本的に日常生活では困ることはないだろうということがわかってもらえればよい．

　1978 年に情報交換用漢字符号系（JIS X 0208）として第 1 水準漢字，第 2 水準漢字のおよそ 6000 字が定められた．コンピュータ内部で文字を扱う際に，文字ごとに数値を割り当てており，文字コードと呼ばれる．これはその文字と数値との対照関係が規格として定められているのだ．筆者はガラケーを持っていたときには，文字の入力方法として「区点入力」というのがあって，困ったときはそれを使って入力し，そうこうしているうちに文字の配列のおおまかな流れを覚えて，文字ごとのおおよその区点番号を覚えたものだった．あまりそういう人はいないのかもしれないが，医なら 1669，学なら 1956 が割り当てられているという具合だ．この区点というのが文字に数値を対照させる方法の一形態ということになる．

　この JIS のコードは当時出はじめたワープロでの文字処理のために作られているので，当用漢字や常用漢字表といった国の施策とは別個のところから生じている．ということは，その間に存在する隔たりに問題が生じる余地があった．その余地というのが当用漢字表，常用漢字表「外」の字の表示の仕方だった．

第2章　医学用語の前提となる日本語・漢字の知識

2）表外漢字字体表

　当用漢字の時代には当用漢字のみを使うことを建前としていたので，当用漢字以外の字について国がことさらに規定はしてはいなかった．しかし常用漢字表になって「制限」から「目安」になると，常用漢字「表外」の字を扱うことにも目が向くようになり，「表外」の字をどう表すかが問題になった．JIS X 0208 が 1978 年，常用漢字表が 1981 年なので，当用漢字の時代から表外漢字を表す方法については議論がなされていた．その JIS が 1978 年のものから 1983 年のものに改定されるなかで，「鶯」「鴬」などのコード上の位置の入れ替えや，略字の採用（「鷗」→「鴎」，「瀆」→「涜」など）を行った．「鷗」「瀆」は常用漢字表「外」の字だ．そして常用漢字表「内」の字である「区」「売」はもと「區」や「賣」と書かれた．常用漢字（当用漢字）にみられるこうした簡略化を，常用漢字「外」の漢字に応用したのが，「鴎」「涜」ということになる．こうした略字は拡張新字体と呼ばれ，これには反対意見も多かったようだ．ちなみに JIS で拡張新字体が示された 29 字のなかには，意外と医学に関する字もあって，例えば「嚢」→「嚢」，「頰」→「頬」，「軀」→「躯」，「搔」→「掻」がある．もちろん，どちらかが正しくてどちらかが間違っているわけではない．そもそも JIS の規格票の例示字形というのは「正しい」字を規定するために作っているものではない．

　ワープロ，コンピュータでの文字入力・出力が普及するにしたがって，JIS による文字コードは産業規格以上の意味合いを持って日常生活に影響を及ぼすようになる．そのなかでも表外の漢字の取り扱いが問題となり，2000 年に「表外漢字字体表」というものが示された．表外漢字字体表は「印刷文字（手書き文字は対象ではないことに注意！）」のうち，表外漢字を使う際の「字体選択のよりどころ」として発表されたものだ．印刷されるときの標準字体を 1000 字以上にわたって「印刷標準字体」として示し，ある程度社会に認知されている簡易字体などを「簡易慣用字体」として示した．例えば，かき混ぜる意味の「攪拌」の「攪」は印刷標準字体で，「撹」は簡易慣用字体．「祈祷」の「祷」が簡易慣用字体，「禱」が印刷標準字体だ．この印刷標準字体は，『康熙字典』の字体がおおよそもとになっている．先ほどの 1983JIS の変更を例にすると，変更前の 1978JIS の分が『康熙字典』にもとづく字体にあたる．印刷標準字体として示されなかった字についても『康熙字典』の字体をもとに表示していくのが一応標準ということになっている．

　ここで表外の字体をテーマに取り上げたのは，医学用語の漢字で簡易的な字体と

『康熙字典』にもとづく字体の間で，これに関して無意味な議論が行われていると思われるからで，専門用語についてのところで少し掘り下げる．

　ひとまずここでは，パソコン上で，簡略化された字が出たり出なかったりすることがあるのだということと，別にどちらを使ってもいいのだということを押さえておけばよいだろう．

参考文献
1) 阿辻哲次. 戦後日本漢字史. 新潮選書; 2010.
2) 小池和夫, 府川充男, 直井 靖, 他. 漢字問題と文字コード. 太田出版; 1999.
3) 野崎邦臣. 漢字字形の問題点―併, 『平 22, 常用漢字表』追加字批判. 天来書院; 2013.
4) 矢野啓介. プログラマのための文字コード技術入門. 改訂新版. 技術評論社; 2018.

第2章 医学用語の前提となる日本語・漢字の知識

5. 専門用語と漢字

　ここまで，現在行われている国語施策がどのようになっているかを，おおまかにスケッチしてみた．次の章で医学用語の話に移る前のステップとして，専門用語（学術用語）全体の事情をみておこう．常用漢字表のところでみたように，専門用語は国語施策の影響を直接的に受けるわけではないのだった．ではどれくらい影響を受けていて，学術用語全体としてどのように用語に取り込んできたのだろうか．

1）ことばの「位相」

　そもそも論として学術用語というのは，一般の語とは違うものだ．それは表現する内容が違ったり厳密さが違ったりしていることによる．学術分野に限らず，集団や場面によってことばに違いがあることを「位相」という．さまざまな業界の用語もあれば，年齢や性別によっても言葉の使い方が変わってくる．こういった「位相」を取り出して見てみることで，一般の語とは違う性質を見出すことができる．

　学術用語は，あたりまえのことながら学術的な内容を表現する用語だ．学術的な

使用に耐えうるということは，誰が使っても同じ意味内容である必要がある．個人によって指す対象が異なったり，個人によって同じものを違う呼び方で呼んでしまったりしては，議論にならないし知見の蓄積もできない．ある個人が使いはじめた用語があったとしても，学術的に使われるということになれば，ある程度コンセンサスが得られていることが望ましい．コンセンサスが自然に得られるのならそれでもいいが，それでもある程度用語を管理する存在も必要となる．

2）専門用語行政

学術用語についてはこれまでみてきた国語政策に加えて，学術用語独自の基準を設けてきた．その歴史は当用漢字表の制定以後，1949 年に文部省に学術用語調査会が設置されたあたりから始まった．2001 年の中央省庁再編で，この流れを受けていた学術用語分科会が廃止され，その後は「必要に応じて審議」ということになっている．

学術用語分科会は 1969 年に「学術用語審査基準」というものを作り，改訂を加えながらこれに基づいて各分野の学術用語集を各学会との共編で作成していった．1954 年の『学術用語集数学編』『学術用語集採鉱ヤ金学編』に始まり，物理学，化学，動物学，植物学，地学，電気工学，土木工学，歯学，薬学，心理学，言語学などなどが順次作成されていき，現在もっとも新しくできたのは，実は 2003 年の医学編だ．50 年も差があると時代は大きく変わっており，用語を取り巻く行政も変わっている．

3）漢字がどう扱われてきたのか

当用漢字の時代には，学術用語は，当用漢字表を参考にして整理することが望ましいものだった．そのため学術用語であっても，当用漢字表外の漢字の使用を控えて，かな書きや書き換えが進められることになった．上で見た『学術用語集採鉱ヤ金学編』のタイトルで，冶金学が「ヤ金学」となっているのは，「冶」が当用漢字表外である事情による．しかし当用漢字表から常用漢字表になり，専門分野へのしめつけはゆるくなったことで，学術用語審査基準としても常用漢字表外の漢字の使用を妨げないということになっている．そのため「ヤ金学」という表記をわざわざ選ぶ理由は少なくなった．

ここで学術用語にまつわる考え方を概観して，漢字とのかかわりも把握するため

に 1992 年版の学術用語審査基準のうち「審査基準の原則」と「細則」をみてみよう.

審査基準の原則
(1) 学術上の概念が,適正に表現されている.
(2) 用語は,語として適正に構成されている.
(3) 用語は,平易簡明である.
(4) 用語は,各専門分野の間で統一されている.
(5) 漢字・仮名遣い・送り仮名・外来語の表記その他の表記に関しては,内閣告示又はしかるべき基準に従っている.

審査基準の細則
(1) 用語は,耳で聞いて紛れることがない.
(2) 用語は,発音しやすく,また聞いて感じがよい.
(3) 一般に広く用いられている用語で,適当と考えられるものは採用する.ただし,極端な略語・略称は採用しない.
(4) 一般の常識で分かりやすい用語である.
(5) 従来の用語中の漢字又は音訓が常用漢字表にないときは,一般の社会生活における漢字使用との関連を考慮して,その漢字を表内の同音あるいは同訓の漢字で置き換えるか,ほかの用語に言い換えるか,又は仮名書きにする.しかし,専門分野の事情に応じて,常用漢字表にない漢字を用いて表記することを妨げない.
(6) 従来の用語中の漢字が常用漢字であっても,差し支えない限り,易しい漢字で置き換える.
(7) 漢字で書くよりも,仮名で書くほうがよく分かるものは,仮名で書く.
(8) 外国語で適当な訳語のないものは,仮名で表記する.
(9) 用語が各専門分野によって異なっている場合には,その用語が本来所属すると思われる専門分野のものを優先的に扱って,調整することに努める.

全体的にわりとふんわりとした書きぶりになっているが,それぞれに異質な学術用語を束ねる基準なのでやむをえないかもしれない.しかし細則 (2) の「聞いて感じがよい」はなんと主観的なものだろうか.

　まず原則 (5) に注目すると，結局のところ学術用語としても，内閣告示などの国語施策には対応するということがわかる．当用漢字表の時代に従うことが望ましいとされ，そのために言い換えや混ぜ書きをしてきた歴史があったのだった．しかし，細則 (5) を見ると，常用漢字表以外の漢字を使用することは「妨げない」とある．ここは常用漢字表の配慮を受けた形になっている．とはいえ学術用語審査基準の記述にかかわらず，実際には当用漢字表外，常用漢字表外の漢字は各学術用語集に使われてきた．濾過の「濾」や，脆弱の「脆」，播種の「播」などだ．今後は無理に表内に書き換えたりする必要がないという点で，表外漢字の使用を妨げられないことの価値はあると思われる．

　さてこの学術用語審査基準で言及していないこと，というのが問題となりうる．漢字の字体や用語の読みについてだ．用語の読みは第 3, 4 章で随時みていくこととして，字体についてみておこう．学術用語審査基準は最新のものが 1992 年（すでに 30 年前！）と，表外の字体に関して定められた表外漢字字体表の 2000 年よりも前なので，学術用語審査基準に字体の話題がないのも無理もないことかもしれない．学術用語と漢字について論点をまとめている笹原宏之氏の論考によると，学術用語集を横断的にみると，「頸」と「頚」との揺れや，「嘔」と「呕」との揺れが存在しているという．この揺れが分野間だけでなく，学会内，はなはだしくは本文と凡例の間でもあるようだ．字体について問題となるのは，ここで出てくる「頚」「呕」のような手書きでよく用いられる字体の扱いだ．実際そう書かれることが多いからか，用語集にもその字体が反映されていることがあるが，用語集をはじめとした印刷物で，手書きの通りの字体を再現しないといけないわけではない．印刷と手書きとで字体が異なることがあるのは上で見たとおりであり，そこを絶対に一致させなければいけないわけではないのだ．

　実は『学術用語集医学編』は表外漢字字体表の後に出版されている．しかし特に字体について注記はない．常用漢字表外の漢字の一覧があって，簡易字体のあとに括弧で『康熙字典』の字体が示されていて〔例えば，痙（痙），攣（攣），頚（頸），弯（彎）のように〕，用語集本文は簡易字体が使われている．これまでの話からすると，印刷と手書きの区別がついておらず，手書きの字体を印刷字体に持ち込むことで混乱を来している例なのではないだろうか．位相として独自の簡易字体が存在することはそれとして尊重されていいことだと思うが，印刷する学術用語の標準としてそれを採用するかというのは別問題であり，のちにみていくように各学会の用語集はかなり混乱しているので，はっきりと分けて示していく必要があるだろう．

　ここまで読んで，学術用語の標準といっても，審査基準が 30 年前，医学編の用語集でも 20 年前で時代遅れでは，と思う人もいるかもしれない．それはその通りだと思う．医学編に限らず，多くの分野で学術用語集は絶版になり，そこに収録されている用語は，もはや過去の遺物となっている．かたや中国では，中央で学術用語の標準化を行っており，日本も同様に中央主導で学術用語を常にブラッシュアップしてしかるべきなのだが，残念ながらそうなっていないのだ．ここであえて過去のこうした標準を扱ったのは，それしかないからという理由もあるが，学術用語審査基準のなかの「耳で聞いてわかる」「各分野で統一されている」といった学術用語のあるべき大原則を確認したかったからだ．とくに前者は大事で，第 5 章で述べる用語変更の際にも，同音異義語を避けるというのが選択肢を削る大事な要素となってくる．

参考文献
1) 学術用語審査基準. 専門用語研究. 1992; 4: 49-52.
2) 学術用語の標準化について. 第 63 回科学技術・学術審議会学術分科会資料. 2016 年 8 月 9 日.
3) 青戸邦夫. 戦後半世紀の学術用語標準化の歩み. 学術月報. 1995; 48: 408-14.
4) 青戸邦夫. 専門用語研究の現状. 日本語学. 2010; 29: 4-13.
5) 笹原宏之. 学術用語と漢字. JSL 漢字学習研究会誌. 2010; 2: 1-14.

コラム 2　昭和初期の医学用語統一，改良運動

　昭和初期とくに昭和 10 年代は，医学用語を統一したり，簡略化したりする機運が史上もっとも高まったといってもいい時期だった．メインの舞台となるのは国語愛護同盟，国語協会といった，よりよい国語を模索する組織に設けられた医学部会であった．日本語に関心を持つ医学部教授が多く名を連ねたが，月 1 回というなかなかの高頻度で例会を開催し，議論が活発に行われた．雑誌『日本医事新報』の当時の社長も積極的に参加していたため，当時の雑誌記事は用語関連の投稿が多くみられた．原則を議論したのち各学会で具体的な作業に進むという形をとったが，「耳で聞いてわかる」という当時だされた原則は，ラジオ放送の開始と関連していると思われ，現代まで通じる重要な原則となっている．具体的な成果として，解剖学用語や症状名などで難しい漢字の簡略化（「繊維」→「線維」，「薦骨」→「仙骨」など）が行われ，産科婦人科学会などで用語集の作成が

行われた．この議論は，日本医学会に持ち込まれ，日本医学会による最初の用語集『医学用語集　第一次選定』が 1944 年にできあがった．ただ終戦のころには，議論は下火になってしまった．

□□ **参考**

澤井 直, 坂井建雄. 昭和初期解剖学用語の改良と国語運動. 日本医史学雑誌. 2010; 56: 39-52.

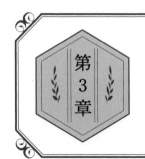

医学用語総論
「なんでもいいわけではないこと」

この章の位置づけ

　前の章では，医学に限らない一般的な知識事項をお伝えした．ここで医学用語の総論をもう一つおくのは，一般的な知識事項だけでは医学用語のことを判断できないところがあるからだ．一般的なことばづかいと医学用語とではどこが違っているのか．医学用語はだれがどのように決めていて，それを私たちはどうやって使いこなしていったらいいか，について順に説明していく．

1. 医学用語とは

　医学用語とは，文字通り医学分野で使われている言葉を指しているが，どこからどこまでが医学用語かといわれると難しい．医学用語の外部ときっちり線引きできるものでもないし，その内部も均質ではない．

　まず分野の広がり方でいうと，例えば歯学分野は，学術用語行政でも別建てになっており，『学術用語集歯学編』が『医学編』とは別に存在している．しかし，日本口腔外科学会というものがあって独自の用語集（『口腔顎顔面外科学専門用語集』）を作っている．もちろんのことながら隣接している分野では共通するところは多くなる．看護・介護分野の用語も，近年の外国人技能実習生の問題から平易にすることが求められている分野だが，看護・介護分野でも，いわゆる医学用語もも

ちろん使いつつ，より日常生活動作に根ざした用語も使われている．医学分野とその外部を隔てる線引きは職業で明確に区切れるものではなさそうだ．

　医学分野内部をみていくと，これも均質ではない．つまり，みなが同じ範囲のことばを使っているわけではない．これは医学といえど範囲が広大で，細分化された専門分野が数ある状況になっていることから当然といえば当然だ．実際に比較して数えたわけではないが『医真菌学用語集』『解剖学用語』『精神神経学用語集』などは，重なるところがあまり多くなさそうな印象である．つまりそれぞれの専門家は医学教育の課程である程度共通する知識を得ているとはいえ，専門分野に進んだ後では自分の専門領域の用語を基本的に用いていて，他の専門分野の用語は詳細には知らないといった事態が生じるのだ．

　医学分野内部の問題は不均一さだけではない．後で述べるが，専門用語と認識されにくいが一般には使わないことばというのがある．例えば侵襲，予後，寛解などといった語は，なにか専門的な疾患や部位，治療法を指すものではないものの，臨床場面で頻繁に用いられる．細分化された概念を表す語以外にも，分野を問わず全体で使われる語というのが見落とされやすい．分野全体で使われる語というのは一見明らかなようだが，「御侍史」や「難渋」などそれ以外の分野でも使われうるが医学分野では頻度が多そうなものなどはどこまで「医学用語」という枠組みでカバーするのかという問題があり，ここもやはり境界が明確ではない．

　境界が明確ではないのにもかかわらず，しばしばみられるのが「○○ということばは，（正式な）医学用語だ」という意見だ．例えば2021年度のNHKの連続テレビ小説「おかえりモネ」で，菅波先生という登場人物がアイスクリームを食べて頭が痛くなったのを「アイスクリーム頭痛」と表現し，それを「医学用語」と説明した．たしかにアイスクリーム頭痛 icecream headache をタイトルに含む論文は存在し，アイスクリーム頭痛は「正式な医学用語」だとする記述も目にする．では「正式な医学用語」とは何なのか．アイスクリーム頭痛は文部科学省や日本医学会，脳外科学や神経学などの用語集には載っていない．国際頭痛分類でも「冷たいものの摂取または冷気吸息による頭痛」となる．少なくとも「正式」ではなさそうだ．つまり用語集に載らない通称のようなものも含めて「医学用語」として認識されているということになる．形はどうあれ医学系の文章に載っていれば「医学用語」という程度の認識なのかもしれない．このように「医学用語」は一概に定義がしにくいものなので，「○○は医学用語だ」とあえて断言するものは，ちょっと割り引いてみておいたほうがいいかもしれない．

　こういった不均一かつ周囲と連続性のある「医学用語」というものを，どうやってひとくくりにできるのか，そしてまとめることにはたして意味があるのか．本書では医学用語と呼ばれることばのうち，中心的で学術的なものを取り扱うことにする．中心的で学術的というのは，具体的には，日本医学会の分科会（日本胃癌学会，日本解剖学会など）が規定している用語ということにする．それ以外にも山ほど医学系の学会があり，それぞれに専門的な学術用語を使っているのは承知しているが，現状，日本医学会の医学用語管理委員会が医学用語の取りまとめをしている以上，日本医学会というのはひとつのまとまりの目安として適当だろう．かなり限定しているようにもみえるが，実際は用語集に雑多なことばが非常にたくさん含まれている．それでも少なくともどの用語集をみても載っていなそうな用語は対象から除くことにする．

　そうやって医学用語をまとめるメリットとして医学分野内部の専門分野間のコミュニケーション，医学分野とそれ以外の分野とのコミュニケーションのなかで，意思の疎通に問題を来さないように，検討できる目安が作れるところにある．例えば PA という略語が何を表すのかという問題に対して，各分野の知識しかなかったらそれまでだが，肺動脈 pulmonary artery，原発性アルドステロン症 primary aldosteronism，血漿吸着 plasma absorption，パニック発作 panic attacks など同形異義が多数あることは，ある程度まとまりをもって収集していないとわからない．もちろん医学用語ではないパーキングエリア parking area は考慮しなくてよい．こういった同形異義はコミュニケーションエラーの防止のためにもできるだけ少ないほうがよいが，どこまでの範囲を考慮するかという問題に直面した時に，やはりある程度用語の範囲を決めておく必要がある．

[2. 医学用語とふつうのことばは 何が違うのか]

1）語彙の違い

医学用語は，ふつうのことばと何が違うのだろうか．ことばの形と意味という点から分類するとこうなる．

① 専門性の高い語

もちろんのことながら深部静脈血栓症や体外衝撃波結石破砕術といった専門用語は日常生活では使わないというのは違いの一つだろう．この違いは明らかだ．

② 一般でも使われる医学用語

貧血や気管支といった語は専門用語でもあるが，日常でも使いうる．ただ，ことばが共通しているとはいえ使い方まで共通しているとは限らない．「貧血で倒れた」「気管支が弱い」という使い方は医学分野内ではもう一度医学用語に「翻訳」する必要のあることばだ．「ヒステリー」「神経衰弱」など現在医学用語としては使われないものの，一般での用法のみが残っているものもある．また「姑息」という言葉がある．平成 22 年度の「国語に関する世論調査」では 70% の人が「ひきょうな」という意を選択し，字書的な意味の「一時しのぎ」を選んだのは 15% 程度にすぎなかった．しかし医学用語の中では本来的な「一時しのぎ」という意味合いで使われている．そのため「姑息的」という説明をされると一般の人には意味が通らない可能性がある．これも違う点だ．

③ 同じ意味だが医学用語では別の呼び方をするもの

ふともと大腿，へそのおと臍帯，ものもらい（めばちこ）と麦粒腫など，日常語と専門用語とで言い方が違うことがある．これについては次の項を参照．

2) 専門用語ではなぜ難しい言い方をするのか

　ここで大事な点は，こういった日常語と概念的には同じものを表しているのに，専門用語では異なる言い方，とくに見慣れない漢字を使うのはなぜなのかという点だ．

　漢字そのものに批判的な見方をする研究者などから，医学用語は医師が秘儀的にそして衒学的にあえて難しいことばを使っているものだと批判されることがある（田中克彦『言語学者が語る漢字文明論』など）．そのために日常で使うことばでもわざわざ医学用語で小難しく語っているという．これは部分的に当たっていると思われる．というのは，専門用語あるいはいわゆる業界用語を使うことで専門集団の仲間入りをできるという感覚や，集団内でしか通じないことばを使うことで同じ集団であることを確かめ合うような感覚というものがゼロではないと思うからだ．そんなことをいうと世間のあらゆる専門家が批判にさらされてしまうので，医学分野での事情を加味する必要がある．考えうる事情としては，まず医療関係者から非医療関係者への説明があるときに，医療関係者が専門用語をそのまま使用して説明してしまった場合だ．当然のことながら一般人は医学の専門用語に精通していないので用語を理解できないだろう．インフォームドコンセントが求められる時代にあっては，理解力にあわせて平易に説明する必要があり，それを怠ると「わざと難しく言っているのではないか」という不要な疑念をいだかれかねない．もう一つの事情としては告知・未告知の問題があるだろう．これも本人の意思決定にかかわる問題であるので以前よりは改善しているだろうが，ある疾患を未告知である患者の前で医療者がコミュニケーションをとる場合に，内容を知られないようにするためにあえて専門用語あるいはドイツ語などを使うということはあっただろう．そこに居合わせたら，「秘儀的」と思われても仕方ない．

　しかし，もちろんのことながら医療関係者は秘儀的にしたいという理由で難しい漢字で書いているわけではない．医学用語はこれでも先人たちが簡略化しようと努力してきたものであり，先人たちも難しい漢字を習得するのに苦労したはずだ．それでも漢字を使い続けているのにはそれなりの理由がある．一番大きいのは「造語力」だろう．例えば「筋萎縮性側索硬化症」は，筋／萎縮／性／側索／硬化／症と分割することができ，医学用語は1〜3字程度の漢語（ときにカタカナの語）の組み合わせだということがわかる．こういった複雑な概念を表すのに，和語はあまり適さない．漢字を用いることで「○○性」「○○型」「○○的」という接尾辞で語を

伸ばしていくことができ，それによってより細かい概念を区別し分けることができる．しかもそれは英語などとある程度対照して翻訳しやすいというメリットもある．漢字を使うデメリットは，ふだん見慣れない漢字の羅列が難しくみえることと，同音異義が発生するということなどがあるだろう．

3) 表記，読みからみた違い

　ここで医学用語と一般の言葉との違いに戻ってくる．漢字を軸にみてみると，一般の言葉と違ってくる点があり，それが医学用語の難しさの一部となっていると思われる．大きく分けると，① 使われる漢字の数，② 漢字の読みに分かれる．③ 一語の長さ（一語に使われる漢字の数）というのもあるだろうが，これは割愛する．

① 漢字の数
　ふつう世間一般で使われる字というのを「常用漢字表の範囲」ということにすると，医学用語で使われる漢字には常用漢字表に含まれないものが数多くある．これについていちばん簡単にまとまっているのは『文部科学省 学術用語集 医学編』の凡例にあるのでそれをお示しする（1字種につき2字体掲げられているものは，1字体のみ示した）．

🌙「用語にそのまま用いたもの」として挙げられる 266 字

埃	罨	鞍	萎	縊	闥	溢	咽	淫	盂	烏	暈	嬰	腋	嚥
嘔	瓜	痂	窩	蝸	顆	牙	臥	徊	疥	潰	咳	蓋	喀	顎
葛	鎌	函	姦	宦	浣	疳	桿	嵌	鉗	韓	灌	癌	亀	悸
蟻	桔	臼	灸	嗅	鋸	莢	頬	蟯	棘	圭	珪	脛	痙	稽
頸	隙	楔	倦	牽	腱	瞼	眩	衒	姑	股	亢	勾	叩	肛
咬	垢	虹	恍	胱	梗	膏	喉	腔	鉤	睾	膠	壕	惚	昏
痕	叉	渣	嗄	坐	挫	痤	采	臍	鰓	窄	紮	霰	弛	舐
趾	嗜	篩	痔	嫉	膝	櫛	瀉	灼	嚼	雀	腫	羞	絨	峻

鋤	梢	猩	睫	漿	踵	鞘	蝕	褥	疹	滲	靱	腎	塵	須
膵	錐	醒	錆	脆	脊	泄	屑	尖	疝	穿	閃	煎	腺	箋
癬	喘	蠕	咀	疽	鼠	蘇	爪	蒼	掻	嗽	瘡	輳	叢	躁
塞	粟	唾	楕	苔	腿	坦	疸	痰	緻	腟	肘	蝶	砧	椎
槌	杖	吊	酊	挺	釘	啼	蹄	溺	綴	填	臀	癜	兎	妬
屠	疼	撓	盪	藤	瞳	禿	頓	捻	膿	嚢	爬	跛	播	胚
徘	懦	煤	剥	曝	鍼	汎	斑	瘢	絆	屁	匙	腓	脾	痺
輻	吻	糞	蔽	餅	扁	娩	鞭	哺	呆	疱	砲	蜂	膀	貌
勃	沫	酪	扼	尤	痒	瘍	蕾	梨	罹	慄	瘤	梁	菱	稜
淋	鱗	轢	攣	濾	狼	瘻	癆	聾	肋	弯				

「用語を仮名書きするとわかりにくい場合に付記するもの」として挙げられる 31 字

齲	鷲	緘	痲	禽	糠	皶	鬆	蕁	笂	贅	癤	剪	譫	涎
瘦	楯	樽	胝	蔓	稔	粃	瘭	胼	朦	疣	癰	瞭	贏	朧
蠟														

　ここからもれているが，その他に使われる場面がありうるだろうと思われる字を挙げると，下記の通り．

疢	蹉	哆	粥	皰	茸	鑷	啜	苒	瘙	簇	糙	稠	跌	糜
拇	匐	孕	爛											

　これ以外にもまだまだ医学用語に使われる字はあるだろう．
　この文字集合からいくつかいえることがあるが，まずはこの文字集合が作られたのは，2010 年の常用漢字表の改定前なので，改定の際に晴れて追加された字のなか

第3章　医学用語総論

に医学関係の字がそこそこ含まれている．常用漢字表改定で追加された字を挙げて
みると，下記の通り．例には常用漢字表本表に載っている熟語の例を掲げ，括弧の
中には，表に載っていない医学用語の熟語の例を掲げた．

萎	例）萎縮	咽	例）咽喉
淫	例）淫行（六淫など）	鬱	例）憂鬱
潰	例）潰瘍	蓋	例）頭蓋骨
顎	例）顎関節	葛	例）葛藤
鎌	例）鎌（大脳鎌など）	臼	例）脱臼
嗅	例）嗅覚	稽	例）稽古（稽留流産など）
隙	例）間隙	股	例）股関節
梗	例）心筋梗塞	喉	例）喉頭
痕	例）痕跡（圧痕など）	挫	例）挫折（挫傷など）
采	例）采配（卵管采など）	塞	例）脳梗塞
腫	例）腫瘍	羞	例）羞恥心（羞明など）
腎	例）腎臓	醒	例）覚醒
脊	例）脊髄	腺	例）前立腺
痩	例）痩身（羸痩など）	唾	例）唾液
緻	例）緻密（緻密斑など）	貼	例）貼付
椎	例）椎間板	爪	例）生爪（爪床など）
瞳	例）瞳孔	頓	例）頓着（頓服など）

貪	例）貪欲 （貪食など）	虹	例）虹 （虹彩など）
捻	例）捻挫 （捻転など）	剝	例）剝製 （剝離など）
眉	例）焦眉 （眉弓など）	膝	
肘		蔽	例）隠蔽 （遮蔽など）
餅	例）煎餅 （血餅など）	哺	例）哺乳類
蜂	例）蜂起 （蜂窩織炎など）	貌	例）変貌 （顔貌など）
頰	例）頰 （頰骨など）	勃	例）勃興 （勃起など）
瘍	例）腫瘍，潰瘍	慄	例）戦慄

　こうやってみると常用漢字表にかなり医学関係の字が仲間入りしているようにみえる．もちろん医学以外にも使う字も多くある．ただ常用漢字表に入らなかったが医学では常用する字もまだまだある．頸，腱，腔，膵，膀胱，嚥，漿，褥，瘡，弛，膿，窄，疼などは医療関係者の使用頻度は高いのではないだろうか．

　では 36，37 ページに列挙した字のうち，常用漢字表入りを果たさなかった漢字をみて使われる場面を想像できただろうか．正直なところ，この字はいつ使うのだろうと思ってしまう字もあると思われる．

猩	猩紅熱
疳	軟性下疳
宦	類宦官症
粟	粟粒結核
皰	面皰

癆 赤芽球癆

　上記のように使用場面が特定少数の語に限られる字がいくつかある．これらの字は医学を学ぶにあたって，単語とともに字を覚える必要があり障壁となりうるものだ．特に特定の科のみで用いられる字などは今後の整理の余地がある．例えば字種の数を減らすことだけを考えたら，皮膚科用語の酒「皶」を酒「渣」としたり，「瘙」痒を「掻」痒としたりすることはできるだろう．このあたりは日本皮膚科学会のこだわりのある部分と思われるので，そこにおまかせすることにはなるが．

　また例えば鵞口瘡の「鵞」にように，もとの用語自体が推奨されなくなったために，その字も使う頻度が減るというのがある．これは動物などの名称を比喩的に用いる用語を減らしていく流れで対象となったものであるが，減らした後でも，先行研究をみるときなどにこの用語に出くわすことはありうることであり，そういうときに何かわからないといったことが生じうる．これは用語を変更したら，かならず生じる問題で，解決方法としては用語集で古い用語をばっさり削除するのではなく，旧用語を旧用語としてタグ付けしてしばらく残しておくという対応になるだろう．そうすればわからない語が出てきても新旧の用語を対照することができる．

　常用漢字表外の字についてみてきたが，これらがふつう使われない字だということは，医療知識をつけるなかでこれらの字も学んでいく必要があるということだ．しかし，こういう字はだれかが教えてくれるわけでもない．教科書には読みがなが全部振ってあるわけでもない．そうなると教科書などの活字字形をみて，読みは周りが読んでいるのをなんとなく聞いてそれを使って，ということになるのではないだろうか．医学用語を手書きする機会は学校のテストや提出物，社会に出てからは診断書や紹介状あるいはカルテなど限られた場面になってくるが，少なからず存在する．そういうときに参照されるのは，活字字形であって，伝統的な手書きの字形はまったく知らないままに見よう見まねで書くことになるだろう．こういった「学校教育で扱われない字がある」ということが医学用語とふつうのことばで使われる字の大きな違いであり，それによってさまざまな誤解が生じうる．

② 漢字の読み

〈呉音，漢音，そして慣用音について〉

　「医学用語は呉音で読むもの」という言説を聞いたことがある人がいるかもしれない．もしかすると聞いたことがない人のほうが多いかもしれないが，そういったことがときどき言われているのだ．第2章では漢字の音読みについてはあまり扱わなかったので少し説明すると，おそらく学校教育で音読みに呉音や漢音，唐音などの種類があることをならったはずだ．代表的なものが呉音と漢音で，呉音のほうが日本に伝わった年代がより古いという理解でいいと思われる．医学用語は呉音で読まれる傾向にあるということは室町時代にも言及がある．仏教書などと同じように，古い時代から日本に伝わったことによるのだろう．当時は西洋医学が入っていない時代だから，東洋医学の用語が呉音で読まれていたということになる．例えば外科（ゲカ）の「ゲ」，頭痛（ズツウ）の「ズ」，小児（ショウニ）の「ニ」などは呉音だ．それぞれ「ガイ」「トウ」「ジ」の読みもあることはご存じだろうし，「外側」「骨頭」「未熟児」という語のなかではこちらで読むことに異論はないだろう．これらは漢音だ．同じ漢字でも呉音と漢音と2パターンの読みがある場合があるということだ．もしかすると現代でも一般のことばと違って，医学用語は呉音の割合が多いのかもしれない．呉音かどうかで一般と違いが生じる例としては「嚥下」があるだろう．

$$\boxed{嚥\ 下}\quad \text{エンゲ（呉音）} \Leftrightarrow \text{エンカ（漢音）}$$

　辞書には「エンカ」で載っていることが多い．緩下（カンゲ），下剤（ゲザイ）ということばがあるように医学分野では「下」をゲと読むことがある．一方，下行大動脈，くも膜下出血のように「カ」と読むことも十分にある．上下の「下」の場合は「カ」と読み，くだすという意味合いのときには「ゲ」と読んでいるようだ．これは意味による区別なのか使われ始めた時代の違いなのか，あるいはそのどちらもの理由によるのだろう．ここで重要になるのは「医学用語は呉音で読むもの」という意識が過去にあったが，現代には適用されるものではなく，用語の読みを決めるときの判断基準にはならないということだ．そして意味を考えて読みを考える行為は，複雑に慣用が存在している以上，もはや無意味なのでやめておいたほうがいいだろう．

　医学用語の読みとふつうのことばの読みのもう一つの違いは，医学分野独特の読

第3章　医学用語総論

み方にある．いわゆる「慣用音」というものだ．これは呉音や漢音などには属しない，慣用的に読まれてきた音読みのことを指す．呉音や漢音を「本来」とする原理主義なら，この「慣用音」を間違いとするのだろうが，本当に呉音ではなく慣用音なのかを確定することはむずかしく，一概に慣用音を間違いと断定してしまうのは危険である．そしてこの間違いは多くの人が犯していると思う．「この字は本来○○と読むのに，無知な医師が○○と間違って読んだのが広まっているのだ」という衒学的な説をみることがしばしばあるが，こういう説は「本来」の部分と「間違った」という部分の証拠を挙げずに言っていることがほとんどだと思われるので，信じるに値しない．では実際どうなのかということがほとんどの語で詳細に調べられていないので，なんとも言いようがない．一部は筆者が調べたものがあるので，第4章をご参照いただきたい．もちろん明らかな読み誤りは誤りなので，それは正していただきたい．

〈医学用語の読みについての事情〉

　医学用語の正解はわからないことが多い．医学用語や看護用語にはそのニーズを満たすために，漢字をターゲットにした「読み方辞典」や「国家試験対策本」というものがいくつも存在する．筆者もある程度収集しているが，これらの本に載っている読み方は，かなり眉唾なものがあるので注意が必要だ．特にどちらなのか迷うような語は，そういった読み方辞典も根拠なくどちらかを載せていることがあり，誤解を拡散しかねない．日常で困ったときに使う分にはいいが，どっちか本気で迷うときに参考にはならない．

　ほかには漢字変換の問題がある．医学用語用の変換辞書を搭載していると，日々の診療の効率があがる（逆に変換辞書がない，もしくは中途半端なクオリティの変換辞書が入っている状態だと，診療録作成に多大なストレスをうみ，時間を空費することになる）．変換辞書も使いやすさ重視のところがあるので，間違った読みでも変換できてしまうことがある．変換辞書のことがなぜ大事かというと，人々が辞書を引かない代わりに，変換辞書で事を済ましている可能性があるからだ．漢字変換で出ればその読みは正しく，出なければその読みは間違っている．漢字変換で出た漢字は正しくて，それ以外は間違っている．そんな思考をしたことはないだろうか．変換辞書は規範を示すためのものではないので，その思想は危険である．後に述べていくように，ちゃんとした用語集などで調べられるとよい．そのためには用語集側も使いやすさ重視になっていく必要はもちろんある．

参考文献
田中克彦. 言語学者が語る漢字文明論. 講談社学術文庫; 2017.

コラム 3　医学用語に使われる漢字の数（昭和版）

　医学用語にいったいどれくらいの数の漢字が使われているのか，コンピュータのない時代に数えた人がいる．1941年に発表された廣瀬渉『医学用文字の調査』だ．それによると全体で2053字あったという．内科，外科，細菌学，病理学など14の分野の教科書に使われる漢字を数えており，さらにすごいのは各漢字がいくつの分野に使われるかも数えていることだ．ちなみに14分野全部に共通していたのは「液形血結小色水生性大単内無裂」の14文字だった．4分野以上に登場する字で1000字近くになり，逆に残りの半数近くは限られた分野でしか使われない字だということになる．こうしたことが数字として表現された興味深い結果だ．当時は用語の漢字の簡略化を進めている最中なので，現代はもう少し漢字の数は少ないとは思うが，学習という面からみるとこういった視点は今でもあってもいいと思う．

第3章　医学用語総論

3. 医学用語集，医学用語辞典の概要

1）医学用語集総論

　ここまで医学用語総論のようなものを述べてみた．その医学用語を集めたものが医学用語集，医学用語辞典と呼ばれるものだ．用語集と用語辞典の違いはそんなに明確ではない．用語解説集というものを作っている学会もあれば，用語集のなかに用語解説が入っているものもある．中型辞典以上になると用語集ではなく用語辞典

と呼ばれるという傾向はありそうだ.

　「医学用語を調べよう」と思ったときに何を引くのか. 医学用語集または医学用語辞典を引きましょう, というのがこの本のおすすめだ. ただ医学用語集といってもいろいろあるので, まずは分類してみる.

> A. 医学全体をカバーするもの（公的）
> 　日本医学会医学用語辞典, 文部科学省学術用語集医学編
> B. 医学全体をカバーするもの（企業等）
> 　医学書院医学用語辞典, 南山堂医学大辞典など
> C. 各分野をカバーするもの（各学会）
> 　解剖学用語, 産科婦人科学用語集・用語解説集など
> D. 各分野をカバーするもの（企業等）
> 　解剖学辞典（朝倉書店）

　このうちどれを引くことをすすめるかというと, AとCだ. なぜならこういったところが医学用語を「決めている」ところだからだ.

　ただBとDを完全に否定するわけでもない. 先にBとDについて述べておこう.

　B: 医学全体をカバーする医学用語辞典のうち企業によるものは, 大きめの辞典であることが多い.『医学書院医学用語辞典』や『南山堂医学大辞典』などだと思うが, これらは医学全体を網羅的にカバーするのが目的にある. こういった辞典の（筆者が思う）すごいところは, 読みがなをつけていない学会用語集が多かったり, 学会間で不統一があったりするものをなんとか一つの辞典にまとめていることだ. これができるのは, 出版社という, 日々用語の問題と格闘している企業だからできることだろう. こういった辞典を引けばとりあえず目的のものは見つけることができる確率が高いという点で有用だ. 逆にその記述が本当に正しいのか, 公式見解かということになると少し弱くなる. それでもその点についても気を使っていると思われるので, 持ち運びのことを除けばまず引くというときに簡便ではあろう. そして電子辞書に入っていたり, 辞書アプリができたりすることで, 持ち運びの問題も解決されつつある.

　辞典ではないが, 簡便さという点からこれに類するものを挙げると,『ライフサイエンス辞書』,『医学辞書 for ATOK』,『DMiME 医学用語変換辞書』などがある. ライフサイエンス辞書は京都大学大学院薬学研究科生体機能解析学分野のプロジェ

クトで，PubMed（医学や生物学関係の論文などを調べられる検索エンジン）で公開されている論文抄録を解析した英語用語に日本語を割り当てているものだ．その特徴は MeSH（Medical Subject Headings. アメリカの国立医学図書館が定める用語集）に準拠して用語関係を構造的に示している点で，医学用語管理委員会でもこの辞書の存在が取り上げられたことがあった．そしてオンラインで利用できるというのも大きな特徴だ．ただ対応している日本語は公式の用語ではなく独自のものが含まれているという．残り二つは医学用語の漢字変換に使う辞書で，用語辞典ではないが，類するものとして紹介しておく．

D: 各分野をカバーするもののうち企業などによるものは，数は少ないが存在する．デメリットは B と同様だが，メリットとしたら公式では定められないような俗語に近いものが収録されている可能性や，見やすさが重視されている可能性といったところにあるだろう．

2）『日本医学会 医学用語辞典』

A の代表格．医学用語で困ったらまずこれを引いておいたらいいだろうというのがこれだ．まだまだ発展途上ではあるが，簡便さと公式性とを総合すると第一に上がる．

『日本医学会 医学用語辞典』は第 3 版まで書籍で出版され，現在は WEB 版が存在しており，毎年のように用語の改訂がされている状況だ．

この辞典は各学会の用語集との比較も行っているがすべてできているわけではない．用語の議論の活発化のためにも，比較対照作業ができあがってきたら，「この学会ではこの語はこう表現している」というのを一覧できていくとなおよいだろう．もちろん用語同士の包含関係の問題などからそうすっきりといかないとは思われるが．

本書で盛んに問題にしている日本語に関しては，どの学会もまじめに向き合い切れていないところがあるのはこの辞典も同じで，この辞典が 100% 正解とはいいづらい．なかには間違いもまだ含まれている（と思われる）．なので「現在参照可能なもっとも正解に近いもの」という認識で引いていただくのがよいだろう．

第3章 医学用語総論

3)『文部科学省 学術用語集 医学編』

　Aにはもう一つ文部科学省のものがある．こちらは存在を知らない人がほとんどであろうし，これをまず第一に引く人もいないであろう．そしてここでもそれをおすすめはしない．というのは他の医学用語集と比較してこれだけ少し特殊な用語設定を行っている場合があるからだ．文部科学省学術用語集がいろんな分野で出版されているなかで最も遅いものなのだが，その流れで作成したことそのもの，そして用語集編纂について医学会への契機を与えたことがこの用語集の意義であり，ふだんづかいするものではないだろう．

4) 各分野の用語集概観

　Aの『日本医学会 医学用語辞典』のほかに参考にするとよい辞典は各学会の用語集だ．それをおすすめする理由は単純で，知りたい用語を直接管轄している学会が編集している用語集がもっとも信頼できるからだ．ここからは各分野の用語集をみていくが，まずはどんなものがあるのかざっとみていきたい．

日本医学会各分科会の用語集の有無の一覧（2021/11/10 現在）

	学会名	有無	媒体	年度	名称
1	日本医史学会	×			
2	日本解剖学会	○	書籍	2007年	解剖学用語
3	日本生理学会	○	書籍	1998年	生理学用語集
4	日本生化学会	○	書籍	2001年	英和和英生化学用語辞典
5	日本薬理学会	○	書籍, HP	1993年	薬理学用語集
6	日本病理学会	×			
7	日本癌学会	×			
8	日本血液学会	×			
9	日本細菌学会	○	書籍, HP（会員）	2007年	微生物学用語集
10	日本寄生虫学会	○	PDF	2018年	新寄生虫和名表・寄生虫用語集
11	日本法医学会	○	HP	2017年	法医学用語集
12	日本衛生学会	○	書籍	1999年	衛生・公衆衛生学用語集
13	日本健康学会	×			
14	日本栄養・食糧学会	○	書籍	2015年	栄養・食糧学用語辞典

15	日本温泉気候物理医学会	○	PDF	2014年	温泉医学用語集
16	日本内分泌学会	○	HP（会員）		内分泌学用語集
17	日本内科学会	○	書籍	1998年	内科学用語集
18	日本小児科学会	○	書籍, HP, PDF	2009年	小児科用語集
19	日本感染症学会	×			
20	日本結核・非結核性抗酸菌症学会	○	書籍, HP, PDF	2008年	新しい結核用語辞典
21	日本消化器病学会	○	HP	2021年	消化器病学用語集
22	日本循環器学会	○	HP, 書籍	2021年	循環器学用語集
23	日本精神神経学会	○	書籍	2008年	精神神経学用語集
24	日本外科学会	○	HP, 書籍	2021年	外科用語集
25	日本整形外科学会	○	書籍	2016年	整形外科学用語集
26	日本産科婦人科学会	○	書籍(電子版あり)	2018年	産科婦人科用語集用語解説集
27	日本眼科学会	○	書籍, HP（会員）	2018年	眼科用語集
28	日本耳鼻咽喉科頭頸部外科学会	○	書籍, PDF	2008年	耳鼻咽喉科学用語集
29	日本皮膚科学会	○	HP（会員）	2016年	皮膚科用語集
30	日本泌尿器科学会	○	HP	2019年	泌尿器科用語集
31	日本口腔科学会	×			
32	日本医学放射線学会	○	書籍, APP	2002年	放射線診療用語集
33	日本保険医学会	○	HP		保険医学用語集
34	日本医療機器学会	×			
35	日本ハンセン病学会	○	HP	1997年	ハンセン病用語集
36	日本公衆衛生学会	×			
37	日本衛生動物学会	○	書籍	1988年	衛生動物学用語集
38	日本交通医学会	×			
39	日本体力医学会	×			
40	日本産業衛生学会	×			
41	日本気管食道科学会	○	書籍	2003年	気管食道科学用語解説集
42	日本アレルギー学会	○	書籍, HP（会員）	2013年	アレルギー学用語集
43	日本化学療法学会	○	PDF, HP	2011年	抗菌化学療法用語集
44	日本ウイルス学会	×			
45	日本麻酔科学会	○	PDF	2018年	麻酔科学用語集
46	日本胸部外科学会	○	書籍	1993年	胸部外科学用語集
47	日本脳神経外科学会	○	書籍, PDF	2021年	脳神経外科学用語集
48	日本輸血・細胞治療学会	○	PDF		常用輸血医学用語集

第3章 医学用語総論

49	日本医真菌学会	○	書籍, HP, PDF	1999年	医真菌学用語集
50	日本農村医学会	○	PDF	2015年	農村医学用語集
51	日本糖尿病学会	○	書籍, HP	2017年	糖尿病学用語集
52	日本矯正医学会	×			
53	日本神経学会	○	書籍, HP（会員）	2008年	神経学用語集
54	日本老年医学会	○	PDF	2001年	老年医学用語集
55	日本人類遺伝学会	○	書籍	1988年	人類遺伝学用語集
56	日本リハビリテーション医学会	○	書籍	2019年	リハビリテーション医学・医療用語集
57	日本呼吸器学会	○	HP(会員), PDF	2017年	呼吸器学用語集
58	日本腎臓学会	○	書籍	2007年	腎臓学用語集
59	日本リウマチ学会	○	HP, 書籍	2004年	リウマチ学用語集
60	日本生体医工学会	×			
61	日本先天異常学会	○	HP	2020年	実験動物発生異常用語データベース
62	日本肝臓学会	×			
63	日本形成外科学会	○	HP	2009年	形成外科学用語集
64	日本熱帯医学会	×			
65	日本小児外科学会	×			→外科学用語集
66	日本脈管学会	×			
67	日本周産期・新生児医学会	×			
68	日本人工臓器学会	○		1991年	人工臓器用語解説集
69	日本免疫学会	×			
70	日本消化器外科学会	×			
71	日本臨床検査医学会	×			
72	日本核医学会	○	書籍	1987年	核医学用語集
73	日本生殖医学会	×			
74	日本救急医学会	○	HP	2009年	医学用語解説集
75	日本心身医学会	○	電子書籍	2020年	心身医学用語辞典
76	日本医療・病院管理学会	○	PDF	2017年	医療病院重点用語事典
77	日本消化器内視鏡学会	○	書籍, HP（会員）	2018年	消化器内視鏡用語集
78	日本癌治療学会	○	PDF	2013年	癌治療学会用語集
79	日本移植学会	○	HP		移植用語辞典
80	日本職業・災害医学会	×			
81	日本心臓血管外科学会	×			
82	日本リンパ網内系学会	×			

83	日本自律神経学会	○	書籍, HP	2001年	自律神経学用語集
84	日本大腸肛門病学会	○	PDF, HP	2020年	大腸肛門病学用語集
85	日本超音波医学会	○	書籍, HP	2005年	医用超音波用語集
86	日本動脈硬化学会	×			
87	日本東洋医学会	○	書籍	2020年	日英対照 漢方用語辞書
88	日本小児神経学会	○	HP（会員）	2010年	小児神経学用語集
89	日本呼吸器外科学会	○	HP（会員）	2013年	呼吸器外科用語集
90	日本医学教育学会	○	書籍	2003年	医学医療教育用語辞典
91	日本医療情報学会	○	e ラーニング	2014年	医療情報基礎用語集
92	日本疫学会	○	書籍, PDF	2010年	疫学辞典
93	日本集中治療医学会	○	PDF	2021年	用語集
94	日本平滑筋学会	×			
95	日本臨床薬理学会	○	書籍	2009年	臨床薬理学用語集
96	日本神経病理学会	○	PDF		神経病理学用語集
97	日本脳卒中学会	×			
98	日本高血圧学会	×			
99	日本臨床細胞学会	○	PDF	2016年	細胞診用語解説集
100	日本透析医学会	○	PDF	2007年	透析医学用語集
101	日本内視鏡外科学会	○	HP	2021年	内視鏡外科用語集
102	日本乳癌学会	×			
103	日本肥満学会	×			
104	日本血栓止血学会	○	HP	2015年	日本血栓止血学会用語解説集
105	日本血管外科学会	×			
106	日本レーザー医学会	×			
107	日本臨床腫瘍学会	×			
108	日本呼吸器内視鏡学会	×			
109	日本プライマリ・ケア連合学会	○	書籍	2005年	プライマリ・ケア用語集
110	日本手外科学会	○	書籍, PDF	2016年	手外科用語集
111	日本脊椎脊髄病学会	○	書籍	2020年	脊椎脊髄病用語集
112	日本緩和医療学会	○	PDF	2020年	緩和医療関連用語集
113	日本放射線腫瘍学会	○	HP		用語・略語集
114	日本臨床スポーツ医学会	○	書籍	2008年	臨床スポーツ医学用語集
115	日本熱傷学会	○	PDF	2015年	熱傷用語集
116	日本小児循環器学会	×			

第3章 医学用語総論

117	日本睡眠学会	○	テキストファイル等	2009年	用語集
118	日本磁気共鳴医学会	○	書籍	2010年	MR 用語辞典
119	日本肺癌学会	×			
120	日本胃癌学会	×			
121	日本造血・免疫細胞療法学会	×			
122	日本ペインクリニック学会	○	PDF	2015年	ペインクリニック用語集
123	日本病態栄養学会	×			
124	日本認知症学会	×			
125	日本災害医学会	○	HP, CD-ROM	2008年	日本集団災害医学会用語集
126	日本小児血液・がん学会	×			
127	日本老年精神医学会	×			
128	日本臨床栄養代謝学会	×			
129	日本再生医療学会	○	書籍	2015年	再生医療用語ハンドブック
130	日本脳神経血管内治療学会	×			
131	日本骨粗鬆症学会	○	書籍	2014年	骨粗鬆症標準用語集
132	日本アフェレシス学会	○	学会誌	2010年	用語集
133	日本女性医学学会	×			
134	日本てんかん学会	○	書籍	2017年	てんかん学用語事典
135	日本インターベンショナルラジオロジー学会	△	HP		(HP に準備中とあり)
136	日本内分泌外科学会	×			
137	日本骨代謝学会	×			
138	日本婦人科腫瘍学会	×			

　いったいどれくらいの数の用語集があるのかを一覧にしてみた．母数は日本医学会の分科会として登録されている 138 の学会だ．数字は学会の通し番号となっている．日本医学会医学用語管理委員会もこうした用語集の有無のリストをもっているはずだが，筆者は参照できないので独自に調べてみた．管理委員会の議事録をみると 2015 年時点で用語集をもっている学会は 74 学会とのこと．筆者と集計基準が違うかもしれないが，全体の 3 分の 2 くらいが各自の用語集をもっていることになる．筆者が集計したなかには，出版されるような医療関係者向けというより，一般向けに用語解説を行っていると見受けられるもの（日本移植学会，日本救急医学会など）があり，ここに違いがあるかもしれない．つけ加えると，用語集をもたない学会は

怠けているわけではない．他の学会と共同で用語集を出していたり，ガイドライン
や規約など別の形で用語について取り組んでいたりと，結果として学会独自の用語
集をもっていないだけと思っていたほうがよさそうである．

　では，用語集はどれも同じような形式でどれも信用できるものなのだろうか．残
念ながらそうではない．学会用語集を参考にしたらいいといいつつ，学会用語集も
信用できないものがあるということだ．用語集とひとくちにいってもいろいろなも
のがある．

　次に数ある用語集の「違い」をみるためにいくつかのポイントから眺めてみよう．
　一つ目は発行年．最近改訂しているのであればある程度信頼がおけるという目安
になる．これは医学分野の論文でも同じことが言えるだろう．2020 年代に突入して
いる現在では 1990 年代あるいは 2000 年代の論文はもはや古い部類に入ってくるの
はいうまでもない．例えば 2019 年の『リハビリテーション医学・医療用語集』第
8 版あたりが現時点で最新の部類に入るだろう．表では，書籍の発行年のほかに，
WEB 版を作成またはアップデートした年が明示されているものは，その年を記し
た．更新年月日がわかりにくい，または更新が細かい場合などでは，正確に反映し
きれていないことがあると思われるので，ご容赦願いたい．では用語集はそんなに
アップデートがいるのか，ということを考えたことがあるだろうか．用語も刻一刻
と変わっている．例えば 2012 年に血管炎の用語が議論になったように，また痴呆
が認知症に，精神分裂病が統合失調症になったように，用語は変わっていく．使わ
れなくなった用語もあれば，新しく生み出される用語もある．そのため医学知識の
アップデートにしたがって用語集のアップデートも必要になる．そのため現在
1990 年代の用語集を見ても，当然痴呆は痴呆のままになっている．現代の用語を
調べるときに，その古い用語集を適用するわけにはいかないのだ．
　発行年に関係するのは版数だ．最近できた学会の用語集は版数がすくなくて当然
だが，版を重ねているというのはそれだけ用語の見直しを行っているという証拠で
もある．『解剖学用語』は改訂 13 版（2007 年），『リハビリテーション医学・医療用
語集』は第 8 版とかなり版を重ねている．版を重ねているところは軒並み用語集の
作りもしっかりしており，信頼が置けるものになっている．

　二つ目は媒体．用語集といえばちょっとしっかりめの表紙がついた書籍という形

第3章　医学用語総論

式が多く，それを想定して述べてきた．ただ用語集の発行には，どうしてもお金がかかるという現実的な問題があり（そしておそらくそんなにたくさん売れるものでもなく），そのために細かなアップデートをして発行する余裕が持てないという問題がある．これは版数にもかかわるため版数が少ないのは熱心でないのかお金がないのか，わからないところがある．使う側としてもただでさえ医学知識は膨大で書籍も山のようにあるのに，おそらくたまにしか見ない用語集を書籍のかたちで持ち歩く人は皆無だろうし，あっても本棚のこやしになるのが精いっぱいだろう．つまり用語集を書籍の形態で発行するのは作り手にも使い手にもあまりメリットのないことなのだ．もちろんこの辞典での用語はこうであった，という「形」が残るという点では書籍版は貴重なものだ．もっともそういうものをありがたがる人は筆者など数少ない人間に限られるかもしれないが．

　そのため，用語集をなんらかのデータの形でホームページなどに公開していくという形式が増えてきた．『日本医学会 医学用語辞典』WEB版が筆頭にあがる．データで扱っていくということは，それを突き合わせることで他の学会と比較対照することができるということだ．そしてデータであれば細かなアップデートもしやすい．使い手にとっても，書籍を持ち歩くよりは，スマホやタブレットで閲覧したり検索したりするというのが簡便だ．

　データの提供形式で多いのは，学会ホームページのなかに用語集というページがあって，そこで用語の検索ができるものだ．『循環器学用語集』『糖尿病学用語集』『大腸肛門病学用語集』などがある．検索窓に入力しないと呼び出せないもの，頭文字を選択することで一覧が出るもの，ジャンルを選択して一覧が出るものなど，これもさまざまな形式がある．たいていは日本語でも英語でも検索できる．

　次に多いのが用語集のPDFファイルを学会ホームページからダウンロードできるというものだ．『脳神経外科学用語集』や『麻酔科学用語集』などがある．PDF内の検索で用語を探し出すこともできるものもあれば，和文索引，欧文索引があってそこから探すというものもある．『麻酔科学用語集』はPDF内でもリンクをつくってあって，用語集を使う側への配慮がされている点が特徴的だ．凡例など含めてほぼ書籍丸ごとPDF化というものもあれば，用語の羅列だけのPDFを公開しているものもある．『温泉医学用語集』や『呼吸器学用語集』は英和なら英和だけのファイルが分けて公開されている．

　これ以外にも用語集アプリケーションをインストールするもの，eラーニング形式でログインすることでみられるものなど，個性的な用語集もある．残念ながらう

まく閲覧できない用語集もあるが，それよりも懸念されるのが「学会会員限定」というものだ．『内分泌学用語集』『皮膚科用語集』などがそれにあたる．該当学会の会員なら何の問題もないが，そういう状況ばかりではない．用語をその学会会員しか使わないということはないからだ．用語集が作成途上で学会会員限定に公開して意見を募集しているという状況も考えられるが，そうでないならば公開していってほしい．

　三つ目は解説の有無．日本医学会や文部科学省の用語集は用語の羅列と日本語英語の対応というところが主眼にあるが，各学会のレベルになると，各用語の定義というところも問題になってくる．例えば『骨粗鬆症標準用語集』は，その名前に「標準」がついているのが特徴で，混乱している用語の概念を整理して「標準」化することが用語集作成の一つの動機になっている．用語解説のスタンスにもさまざまあり，『気管食道科学用語解説集』のように解剖図に加えて解説もあり，それ以外に英和・和英の羅列もあるもの，『再生医療用語ハンドブック』のように解説をメインとしてフルカラーで見やすさ重視のものもある．しばしば診療ガイドラインも付属させ，専門医や認定医取得のための目安として意図されている部分もある．これは学会別の用語集ならではの特徴だろう．

　このように医学界の学会別の用語集とひとくちにいってもかなり違う．一律に学会の用語集であれば信用できるというものではない．信用度の観点からいえば，第一に更新がおおよそ過去10年以内にあるか（改訂を行っているところは長くても10年周期くらいで改訂しているため），第二にアクセスが容易にできるか（WEBで閲覧可能，あるいは金額はともかく購入が可能かどうか），第三には次に述べる「凡例・編集方針」という欄がしっかりしているか，がポイントになる．

第3章　医学用語総論

4. 用語集の凡例

　数多くある辞書・辞典類のなかで，医学に特化した医学用語辞典の，さらにそれも凡例をあさって読んでいる人は日本でもそう多くないだろう．もちろんのことながら別に読者がする必要のない行動だ．ここであまりにもニッチなこの分野を取り上げるのは，凡例や編集方針というのは，各学会の用語委員会が用語をどう扱ってきたかが端的に表現されている部分だからだ．ここに「医学用語の考え方」が詰まっているのだ．逆に，凡例も編集方針もない用語集はそのあたりが全くわからず，ひとりよがりといわれてもやむを得ないだろう．第2章でみたように，一般で使われていることばの政策と，学術用語などの専門分野のことばの政策は微妙に異なる．この凡例パートでは第2章の復習をしつつ，実際にどう扱われているかをみる応用編になる．発展的な内容であるため，とりあえず用語集の使い方がわかればいいという方は，実践編である第4章までとばしていただいてかまわない．

　ここでも断っておくと，筆者は用語集編纂等にたずさわったことのない部外者である．用語集や用語辞典を編集している方々の苦労をしらず成果物だけ並べたててものをいっているので，勘違いがあるかもしれない．しかしそこで引き下がれないくらい，凡例というものは並べて比較する価値のある，ばらばらなものなのだ．

1）用語集の凡例をみること

　そもそも用語集に限らず辞書辞典類の凡例や編集方針などの本文以外の部分,「その他」の部分を見たことがあるだろうか．辞書・辞典類の「その他」の部分は案外面白いもので，筆者が幼いころには『新字源』の付録の国字一覧などをみて楽しみ，思春期には『大漢和辞典』の出版後記を読んで感動していた．三浦しをん『舟を編む』で有名になった辞書編纂の過程は，目に見えない努力がとてつもなく多く，その作業過程の結晶がみられるのがこういった「その他」の部分なのだ．

　凡例と編集方針とは別に序文がつけられている用語集もある．改訂のたびによせられた序文を各版の分まですべて掲載している用語集もある．『産科婦人科用語集・用語解説集』や『整形外科学用語集』などだ．序文に編集方針が書かれている

場合もあるのでこれらはひとまとまりとして考えておいたほうがいいだろう．上に述べた「どういう用語集を信用していくか」の３番目に凡例や編集方針の有無を挙げたのは，こういったところに努力がにじみ出てくるからなのだ．とはいえ当然のことながら，用語委員会の努力をしのぶのが凡例をみる目的ではない．用語集の凡例は，用語の当面の「正解」を規定する「原則」が定められているところになる．本書のこれ以降はここに基本的に拠っていくことになるので，ここは大切な部分である．

用語集の凡例をいくつかの観点から見ていこう．考えられる観点を列挙する．

> 1 漢字字種の考え方
> 2 字形の考え方
> 3 漢字の読みの考え方

そしてこれらの観点から用語集の凡例の有無とその詳細を，用語集ごとに並べてみると，表のようになる（全部掲げると煩雑なので，学会通し番号が若いものを中心に 20 学会並べた）．並べてみると，凡例の各項目全部○がついている用語集は日本解剖学会の『解剖学用語』など少数だけだということがわかる．表に掲げていない用語集にもそろっているものはごく少数であった．また凡例や編集方針が書かれていないものも一定数あることがわかった．各用語の読み（全用語に読みを示すものを○とした）や，用語解説の有無もついでに並べてみているが，これも用語集によってまちまちであることがわかる．用語集といっても，ものによってばらばらだということがわかればよい．

	学会名	各用語の読みの有無	用語解説の有無	凡例や編集方針の有無	凡例（字種）	凡例（字体）	凡例（読み）
2	日本解剖学会	×	×	○	○	○	○
3	日本生理学会	○	○	○	×	×	×
4	日本生化学会	×	×	○	○	×	×
5	日本薬理学会	○	×	○	○	○	×
9	日本細菌学会	○	×	○	×	×	○
10	日本寄生虫学会	×	×	×			
11	日本法医学会	○	○	×			
14	日本栄養・食糧学会	×	○	○	○	×	×

15	日本温泉気候物理医学会	×	○	×			
17	日本内科学会	×	×	○	×	×	○
18	日本小児科学会	×	×	○	○	×	×
20	日本結核・非結核性抗酸菌症学会	×	○	○	×	×	×
21	日本消化器病学会	×	×	○	×	○	×
22	日本循環器学会	×	×	○	○	○	○
23	日本精神神経学会	×	×	○	○	○	×
24	日本外科学会	×	×	○	○	○	○
25	日本整形外科学会	○	○	○	○	○	○
26	日本産科婦人科学会	○	○	○	×	○	×
27	日本眼科学会	○	×	○	×	○	○
28	日本耳鼻咽喉科頭頸部外科学会	×	○	○	×	×	×

2) 漢字字種

　医学用語とふつうのことばとの違いのひとつに，使われている漢字の数があるということを述べた．医学用語にはふつうにはなかなか使わない字を使うことが多い．「ふつう」というのは具体的には目安として常用漢字表というのがあり，2010 年の改定で医学用語で使われる漢字「潰」「瘍」「梗」「塞」などが仲間入りした．常用漢字表とは公用文などの目安であって，表外の漢字はかなにしたり書き換えがなされたりすることになったが，専門用語などは厳密に守る対象の外にあるのであった．ただ学術用語を扱う側からみると，学術用語に使われる漢字が野放しになんでもありのように増えていくのは避けたほうがいいという風潮があり，他の分野をはじめとして常用漢字表内がやはり目安とされてきた．しかし実際には医学を筆頭に常用漢字表外の字が多く使われている．一つ注意すべきことは「常用漢字表外の字を必ずひらがなで書かなければいけない」ということはないことだ．そうしたら，医学用語はひらがなだらけになってしまうだろう．

●『文部科学省 学術用語集』と『日本医学会 医学用語辞典』の凡例

　さて，医学用語集でこれについてどんな凡例になっているのか見ていこう．医学全体を扱う代表的なものには『日本医学会 医学用語辞典』WEB 版，『文部科学省 学術用語集 医学編』があるのだった．

　まずはできた順で 2003 年の『文部科学省 学術用語集』から．『文部科学省 学術用語集』の凡例で，常用漢字の表外漢字が一覧になっているのは，医学用語とふつうのことばの違いのところで挙げたとおりだ．そこにはこうある．

> 　常用漢字以外の漢字でも，医学用語専門委員会において，学術用語の中に使いたいものとして，次の漢字を選び，用語が適切に表記される場合には，これらの漢字を使って表記した．

　これの意味するところは，他の文部科学省（あるいは文部省）の学術用語集では常用漢字表内である程度書き表すようにしているというのが前提にあって，けれども医学分野ではやむをえず使いたい漢字が多いのだということだ．どちらかというと漢字の数は減らそうという姿勢が伝わってくる．もちろん，学ぶ側からしたら少ないほうがいいのは当然なのだが．
　次に『日本医学会 医学用語辞典』WEB 版の凡例を見てみよう．

> 　漢字を使うか「ひらかな」を使うかという問題は，その時点での社会慣習によるものであり，理論的原則を立てることはできても，原則を厳格に適用するとさまざまの問題が派生する．
> 　しかし，一方で標準的な表記法が示されないために，いたずらに混乱を来している側面もある．そこで本辞典では，理論的原則にこだわらずに，標準的な表記法を示すことによって，自然にその表記法が定着することを期待することにした．したがって，ここで示す表記法を強制するものではない．また，表記法は時代とともに変化するものでもあるので，今後も改定を重ねてその時代に受け入れられやすい表記法を提示し続けることが必要であろう．
> 　漢字には，常用漢字，JIS 漢字などが定められているが，これに基づいて，例えば「常用漢字以外はかな書きとする」というような原則をたてることは医学用語の場合には必ずしも適当ではない．従って，ここでは次のような比較的柔軟な方針をたてた．
> 　i. 常用漢字にない漢字であっても，可能なものは漢字表記を優先した．特に，「ひらかな」を使うことによって意味がわからなくなるような場合は，漢字を選択している．人体の一部を示す用語はかなで書くと意味がわからなくなる場合が多いので漢字を優先した．

例えば，下記のような用語は漢字とした．

cancer	癌
scabies	疥癬
radius	橈骨
fibula	腓骨

ii. 総画数の多い漢字で，「ひらかな」を使うことが慣習となっている用語は，「ひらかな」とした．特に，第2版の表記法を大きく変更することは混乱を招くので，できるだけこれを尊重した．しかし，すでに混在している表現が一般的となっていたり，最後に「菌」「症」「疹」「性」などがつく場合には，ひらかなと漢字が混在することを容認した．

これらの場合には，漢字は併記しないこととした．

（例）	depression	うつ病（鬱病）
	congestion	うっ血（鬱血）
	delirium	せん妄（譫妄）
	rosacea	酒さ（酒皶）

iii. 例外として，ひらかなのみでは，意味がよくわからない恐れのあるものについては，漢字を第二選択として記した．

（例）	carbuncle	よう，癰
	furuncle	せつ，癤

　長い引用となったが，これがかなり大事な凡例になるので内容を確認していく．まず常用漢字にこだわらない姿勢を明確に示しているのがひとつ大きな特徴だ．これはさきほどの文部科学省学術用語集とは大きく異なる．現状容認という形だ．ちなみに戦前の医学界は文部大臣にかけあうくらいに漢字簡略化を推し進めていたので，それに比べると隔世の感がある．通常，常用漢字以外の字はかな書きされることが多いが，それは「医学用語の場合には必ずしも適当ではない」という．その理由が示されていないので，補足しておくと下に述べられている，かな書きにすると意味が通らない，というものがまずある．この理由の根本にあるのが「基礎的な医学用語にあまりにも常用漢字表外の字が多いから」だろう．常用漢字表外なのに医学用語では基礎的な漢字というものが多いがために，常用漢字にこだわっていてはにっちもさっちもいかない．常用漢字表内に書き換えるには労力が多すぎるし，すべてかな書きにしては，単語内の分節が不明瞭になったり，同音異義が不明になっ

たりと不都合が生じるというところだろうか.

「ii」で述べられる「慣習」というのも大事な点だ. ここは「原則」で物事を決めていない. 例えば鬱はこれまで常用漢字表外だからという大義名分もあって, また複雑だからというのもあって「うつ」と書かれることがほとんどであった. しかし 2010 年に常用漢字表に加わったことでその大義名分は使えなくなった. しかしその後でも「鬱」の表記が増えたかというとそうではない. もう慣習になってしまっているからだ. いまさら「鬱」で書きましょうといわれても, 手書きできる人は少ないだろうし, 字に対するイメージというのもあって好んで使われるわけではないだろう.

●各学会の用語集の凡例

『日本医学会 医学用語辞典』の凡例が今後各学会にも使われていくことが期待されるものではあるのだが, 実際現状の各学会の用語集の凡例はどうなっているのだろうか.

まずは常用漢字についての言及の度合いをみていく. 「常用漢字を原則とする」という意味合いの言及があるものは, 日本生化学会, 日本薬理学会, 日本精神神経学会, 日本小児神経学会, 日本臨床薬理学会などがある. 日本循環器学会や日本保険医学会, 日本心身医学会は「当用漢字」が原則となってしまっている. 当用漢字から常用漢字へ移行したのは 1981 年のことだ. さすがにアップデートが遅くはないだろうか. 常用漢字(あるいは当用漢字)が原則とはいっても, それ以外はかな書きとするという原理主義は日本小児神経学会くらいで, それ以外は常用漢字以外も漢字で書く方針ではある.『薬理学用語集』には「原則として常用漢字, 慣用に従って常用漢字外の文字も使用した」とあり,『小児科用語集』には「常用漢字表外漢字に含まれない場合でも基本的には漢字表記とする」,『臨床薬理学用語集』には「漢字は原則として常用漢字を用いたが, 用語の性格上, 常用漢字以外のものも使った」とある. このあたりは『日本医学会 医学用語辞典』と同様の考え方になろう.

特徴的な用語集として『英和和英生化学用語辞典』と『整形外科学用語集』がある. 2001 年の『英和和英生化学用語辞典』は, 臨床医学というよりは化学, 薬学などへの親和性が強く,『文部省 学術用語集』の化学編, 遺伝学編, 動物学編, 植物学編, 薬学編なども参考に作られている(医学編ができる以前にこれらの用語集は既に作られていた). そこで性格としては文部省学術用語集に近いものがあり, 医学編の凡例に現れる「常用漢字表外だが使いたい漢字」を先んじて作っているのだ.

もちろん『文部科学省 学術用語集 医学編』のほうが扱う範囲が広いので，文科
省の字種の数が多いのはなかば当然だが，この努力は買ってもいいだろう．なかに
は文科省にはなく生化学用語辞典には挙げられる字種というのも少数あって，例え
ば「禽」（猛禽類の禽），「齲」（齲歯類の齲）があった．

もう一つの 2016 年『整形外科学用語集』第 8 版ではこのような凡例になっている．

> 原則として JIS 第 1・2 水準の漢字を採用した．［中略］
> なお，一部の用語では JIS 第 3 水準の漢字を用いた．
> 　例：哆開，癤，瘭疽
> ただし通常のパソコンでは JIS 第 3 水準の漢字がインストールされていない
> ため，哆，癤，瘭は現れない．本用語集では，「哆（し）開」，「癤（せつ）」，「瘭
> 疽（ひょうそ）」とし，ひらがな書きで可とした．

『整形外科学用語集』が特徴的なのは，常用漢字が原則になっていないことだ．
これはかなり斬新である．そのかわり日本産業規格 JIS の漢字集合を使っており，
現実的にコンピュータなどで用語を扱う前提となっている．凡例中の「通常のパソ
コンでは JIS 第 3 水準の漢字がインストールされていない」というが，現状はまず
入出力可能だと思う．常用漢字であろうがなかろうが基本的に漢字で書くという原

その字種を抜き出すと以下の通り．

萎	闥	咽	嘔	顆	窩	牙	潰	咳	蓋	骸	顎	鎌	灌	鉗
桿	癇	癌	拮	嗅	棘	禽	腔	頸	痙	隙	桁	齲	瞼	腱
勾	亢	膠	肛	胱	虹	垢	睾	痕	昏	渣	窄	紮	弛	餌
悉	腫	絨	粥	漿	鞘	梢	鬆	蝕	疹	腎	靭	須	膵	錐
芻	醒	蹠	脊	閃	腺	穿	尖	癬	喘	疽	鼠	瘡	塞	汰
唾	楕	苔	疸	耽	蝶	椎	溺	填	癲	屠	淘	貪	稔	膿
嚢	播	爬	胚	汎	斑	痺	脾	糜	輻	糞	吻	餅	蔽	扁
鞭	哺	疱	呆	旁	膀	貌	莢	瘍	蛹	菱	攣	濾	狼	矮

則をうちたてたとしても，現実的に入力をしようとしたときに漢字変換などで障壁になるのが JIS 第 1・2 水準以外の漢字であり，そういった字が『整形外科学用語集』の挙げた 3 字以外にも「瘻」「皶」などがある．

漢字字種についての凡例のまとめとしては，『日本医学会 医学用語辞典』の凡例が本書の基本的な考え方に合致しており，今後この凡例に各学会が従っていけることを願うものだ．

3) 字体

漢字字種は「どの漢字を使うか，使わないか」という問題だった．字体というのは同じ字の数ある字体（例えば沢か澤かのような）のうちどれを使うかという問題だ．

このうち常用漢字表内の漢字については「常用漢字表の字体・字形に関する指針」があり，表外の漢字については表外漢字字体表というのがあった．ただそれは「専門分野」や「個人」の書き方には影響を及ぼさないものであった．そしてそもそも印刷の活字字体と手書きの字体というのは別系統で考える必要があって，印刷字体はこれらに従っていく必要が一部あるものの，手書きは自由なのであった．印刷字体についてはコンピュータ上での入力，表示のウエイトが高まっているために，そちらの考慮もしていなければならなくなってきている．

では，これを踏まえて用語集の凡例を見ていこう．『日本医学会 医学用語辞典』の凡例を示す．

> **v. 略字体の漢字**
>
> 第 2 版においては，文部科学省学術審議会（学術用語分科会）の承認を得て，略字体漢字を第一選択とすることを提案してきた．第 3 版でも基本的な考え方は変わらないが，実用性の観点からワープロで表現できない略字体は，略字体でない漢字を優先することとした．Web 版では，コンピュータで表現できない略字体は削除したが，表現できるものについては字画数の少ない漢字を優先することに変わりはない．
>
> （例）頚　（頸は使わない）
>
> 躯　（軀は使わない）

但し「沪」,「瘂」,「攣」,「呕」,「胫」,「脐」,「睑」などは,現段階では,正字を用いても良いこととした.

vi. 異字体について

第3版では,日本語訳語に使用されている漢字の字体は,国語審議会で答申された表外漢字字体表の印刷標準体(ママ)をできるだけ採用するように努めたが,ワープロに搭載されている漢字と表外漢字との間の整合性がなかったために,実用性の観点からワープロで使える漢字を優先した.Web版では,UNICODEによりいずれの字体でも使用することができるが,現在のところ第3版で採用された漢字を踏襲している.使用すべき字体の決定は本辞典の方針を超えた問題であるが,コンピュータでデータを取り扱う場合には,異なった字体の漢字は,まったく別な字として認識され,これを知らないと検索に支障を来す.特に,次の医学で繁用される漢字をコンピュータで処理する場合には異なった字体が存在していて異なる文字コードが割り当てられていることに注意する必要がある.

本辞典では,上記の観点から,これら異字体のある漢字については,現在,国語関係研究者の間で最も広く使われている下記の漢和辞典で正字とされている字体を使うことを原則とした.

鎌田正・米山寅太郎 著 新漢語林 大修館書店

靱 (靭は使わない)

腟 (膣は使わない)

鈎 (鉤は使わない)

「腟」と「膣」は,漢和辞典では共に正字となっている.表外漢字字体表では「膣」を採用しているため,一般社会では「膣」が多く使われている.本辞典の第2版では,「膣」を使用しているが,第3版でも字画数が少ない「腟」を用いることとした.

補足であるが「異字体」は「異体字」という用語のほうがよいのではないかと思う.

大前提として,これは用語集の凡例だということを忘れてはいけない.ここで書かれていることは「印刷あるいは画面上に表示される」用語集に適応されるもので,われわれがどう手書きで書こうが知ったことではない.つまりここに書いてある字形をそっくりそのまま,書類やテストなどで手書きしなければいけないということ

ではない，ということには十分に注意が必要だ．

　内容をみていこう．文部科学省の承認をへて略字を採用したとある．『文部科学省 学術用語集 医学編』のなかで，常用漢字以外に使いたい字一覧というのがあったが，そこの羅列のなかで，略字が第一に書かれ，いわゆる正字はかっこ書きされていた．例えば痙（痙），挛（攣），頚（頸），弯（彎）などだ．これがもとになっていると思われる．こういった略字は「手書き」をするときの経済性，すなわち書きやすさから生まれたものと思われる．ほかに画数が少ないことによるメリットは，画数が少ないほうが目にいいというのが戦前の眼科の主張だが，現在その声がこの議論に影響を及ぼすほど大勢ではないのでそこまで考慮しなくてもいいだろう．となると，メリットが発揮される場面はどれほどあるだろうか．手書きの診断書，診療情報提供書など，まだまだ医学用語を手書きすることはあるだろうが，パソコンなどで入力する機会もますます増えている．あえて略字を推し進める必要があるかは疑問だ．というのも略字の入力にはやや面倒なところがあるからだ．字種の項で出てきた『整形外科学用語集』のように文字コードの基準に照らして，入力できるものを可とする幅を持たせたものが現実的でよいように思われる．もっとも，但し書きのところで許容が示されているので実質的にはどちらも使えることになり，頚と頸，躯と軀などの場合には略字を優先するという区別をつけることは利用者側からは困難であろう．

　異体字の問題も同様だ．靱／靭のように2種類ある場合にどちらが正しいのかという問題が発生する．この違いは手書き字形と活字字形（康熙字典体）の違いであるなど，さまざまな要因があるのだが，用語集として一種類を掲げる際にどれかに定めておく必要があるのでこうした凡例ができている．ただここでは手書き字形の略字を優先する「原則」的な部分はなぜか無視されている．先ほどの『文部科学省 学術用語集 医学編』で靱・腔・鈎の3字はそれぞれ靭・腔・鈎とされており，靱／靭で食い違いがある．鈎は「鉤」の字体の掲出すらない．ここであらたな「原則」として登場するのが漢和辞典の字体だ．代表的なものとして『新漢語林』が出てきているが，こういう漢和辞典に親字として掲出される字体は，『康熙字典』をはじめとする字体で現在の活字字体に通じるものだ．ということは手書きとはまた異なる流れということになる．

　『日本医学会 医学用語辞典』の字形に関する凡例は，字体を一通り定めてはいるが，その基準はちょっと揺れているものということを確認した．これが各学会の用語集になるとさらにブレブレになっていく．

第3章 医学用語総論

　各学会の用語集は，① 略字を採用するもの，②「正字」を採用するもの，③ 迷っているもの，④ 柔軟に対応するものがある．

　① の例として『脊椎脊髄病学用語集』『リウマチ学用語集』を挙げる．

『脊椎脊髄病学用語集』

漢字は整形外科学用語集に準じ，なるべく平易な漢字，画数の少ない書体を採用した．

たとえば，間歇性 → 間欠性，彎 → 弯，頸 → 頚，攣 → 挛，痙 → 痉などである．

『リウマチ学用語集』

和語には簡略字体も採用してある．

(例) 間歇 → 間欠，痙攣 → 痉挛，濾 → 沪，脛 → 胫，彎 → 弯，螢 → 蛍

この二つは略字を採用することを明記するもので原理としては明快だ．

② の例としては『眼科用語集』と『口腔顎顔面外科学用語集』がある．

『眼科用語集』

簡略漢字と正字との関係は難しく，できるだけ第5版で使用した字体を使用する．個別に検討し，用いる同一用語に対する漢字に字体は統一する．「灌流」「嚢」「剝」を用いる．「輻輳」は5版で採用された「輻湊」も同一意味で用いられているため変更しないこととする．

『口腔顎顔面外科学用語集』

常用漢字以外の漢字でも学術用語として適切と判断されたものは日本歯科医学会学術用語集に準じて使用した．

例) 嚢 → 囊，頬 → 頰，填 → 塡，弯 → 彎，蝕 → 蝕

戦前に近視との関係で簡略化を主張していた眼科をここに並べるのは筆者として違和感があるが，現実的に「正字」のほうを採用していた．口腔外科学会も日本歯科医学会学術用語集に準拠しながら正字のほうを採用している．これもこれで明快

だ.

③ の例として『腎臓学用語集』がある.

> **『腎臓学用語集』**
> 異体字について
> 1. 日本語漢字の異体字については, JIS 第一・第二水準のものを採用した.
>   例: 嚢 (嚢は使用していない)
>   剥 (剝は使用していない)
>   填 (塡は使用していない)
>   例外: 瘙
> 2. JIS 第一・第二水準で 2 つ以上の異体字があるものについては以下のものを採用した.
>   例: 靱 (靭は使用していない)
>   頚 (頸は使用していない)
>   灌 (潅は使用していない)

『腎臓学用語集』は『日本医学会 医学用語辞典』と同様に, 凡例のなかで略字とそれ以外が混じってしまっている例だ. しかもその混じり方が異なっている. 1 のほうで略字を採用しているならば, 2 のほうもそうすればよいのに, そうせずに正字のほうを採用している. 利用者としては, ある字が JIS のどの水準なのか即断できないと思われるので, この基準はどこまで意味があるのか. 用語集の表示上そうした, 以上の意味合いはおそらくないのだと思われる.

④ の例として『解剖学用語』『整形外科学用語集』がある.

> **『解剖学用語』**
> 読者の便を考慮し, 本用語集では現在コンピュータで使用されることの多い表記を用いることとし, 以下の一覧中の上段にある漢字を用いたが, 日本解剖学会として規定するものではなく, 下段の漢字を用いても差し支えはないものとする. コンピュータの使用環境より使用できる漢字が異なる場合もあるため, 使用の際には適宜置き換えていただきたい.

瞼	脛	臍	橈	隙	囊	扁	頸	弯	屽	腟	鈎	頬	傍
瞼	脛	脐	橈	隙	嚢	扁	頚	彎	鼠	膣	鉤	頰	旁

（『解剖学用語』凡例）

『整形外科学用語集』
原則として JIS 第 1・2 水準の漢字を採用した.
例：脛骨，痙攣，濾出
ただしこれらは JIS 第 1・2 水準にない慣用字体を使用して，「胫骨」「痉挛」「沪出」と書いても差し支えない.
JIS 第 1・2 水準に異体字がある場合には，どちらかに統一した.
例：頚椎（頸は採用せず），嚢胞（囊は採用せず）

『整形外科学用語集』は，『リウマチ学用語集』が略字を使用する根拠として挙げるものだが，実際は「略字の許容」程度にとどまる. そして『解剖学用語』がその「許容」についてさらに一歩おしすすめて記述している. 学会で規定するものではない，と判断を保留しているように見えるが，この解剖学会の凡例が，あらゆる用語集の中でもっとも現実的な凡例の示し方なのではないかと思われる. 使用状況で柔軟に対応せよということだ.

字体についての凡例をまとめると，おもに略字を使用するというおおまかな方針はあるが，実際，各用語集で方針はばらばらであった. 現実的に用語を使う場面は手書きも入力も両方あるため，使用場面に応じて選択できるような幅を持った『解剖学用語』のような凡例が理想的ではないかと思われる.

4) 用語の読み

用語の読みについて凡例で示すというのは，用語の読みをどちらか迷う場合があるということにほかならない. ただ，用語の読みはそれぞれ複雑な歴史をたどってきているため，一般原則というのはたてにくく，どれも各論的な問題になる.
まずは『日本医学会 医学用語辞典』WEB 版をみてみよう.

ii. 特に注意すべき読み方

　　腔 —— 医学用語の慣例により「くう」と読む.

　　　　　例: 口腔（こうくう），腹腔（ふくくう）

　　頭 —— 原則として「とう」と読むが，頭痛に限り「ずつう」と読む.

　　分泌 —「ぶんぴ」,「ぶんぴつ」の読みは「ぶんぴ」を第一選択とした.

　　出生 —「しゅっせい」,「しゅっしょう」の読みは「しゅっせい」を第一選択とした.

　　対合 —「たいごう」,「ついごう」の読みは「たいごう」に統一した.

　　萌出 —「ほうしゅつ」,「ぼうしゅつ」の読みは「ほうしゅつ」に統一した.

　　重複 —「じゅうふく」,「ちょうふく」の読みは「じゅうふく」に統一した.

　　皺壁 —「すうへき」,「しょうへき」の読みは「すうへき」に統一した.

　　鼻茸 —「はなたけ」と読むことを原則とするが，通例「びじ」と読むものもある.

　　　　　例: 出血性鼻茸　しゅけつせいびじ

　　楔 —「けつ」,「せつ」,「くさび」の読み方があるが「くさび」を優先した.

　筆者注) 皺壁は皺「襞」の誤り,「しょうへき」は「しゅうへき」の誤りだろう.

　これをみて，どう思うだろう.「それはそうだろう」という読みと,「なるほどそちらを読めばいいのか」と意外に思う読みと二つなかっただろうか. 例えば「腔」についてはいまさら「コウ」と読む人が（医療関係者には）いないくらいには広まっている読みと思われる. この読みがわざわざ示されているのは，一般的な辞書には「コウ」という読みのみで,「クウ」が医学界隈だけだからという理由による. 頭痛をズツウと読むのも何をいまさらという感じであろう. この凡例の各文の末尾に注目する.「腔」や「分泌」は「第一選択」という表現をしている. 一方で「対合」や「重複」は「統一」という表現をしている. 筆者はこの凡例を作ったわけではないのでこの使い分けの真意を知っているわけではないが，察するに「第一選択」では用語の推奨される読みを示しており,「統一」ではひとまず辞典で扱うにあたっての決まり事を示したという程度ではないだろうか. 凡例の最後のほうの「鼻茸」や「楔」までくると，どんどん自信を失っていくように見える.「楔」に関しては，この凡例では「楔入圧」をどう読んだらいいのかわからない.

またこの凡例は各用語の読みについて，この読みに至った判断がわからない．凡例は基本簡潔に記されるので書いていないことが多いが，なかには『神経学用語集』のようにしっかりとした凡例をもつものもある．しかし少なくともこの読みについては決定プロセスがわからないので，似たような事例が出現した際に，利用しにくいという問題がある．

たいして『文部科学省 学術用語集』はどうかというと，『日本医学会 医学用語辞典』の元ネタとなったと思われる少数の凡例が示されるのみである．

> 13. 用語の読み方について
> 腔……慣行によって "kû" と読む．例えば，
> 　　　腹腔鏡　　　hukukûkyô
> 頭……原則として "tô" と読むが，「頭痛」に限り "zutû" と読む．例えば，
> 　　　頭蓋骨　　　tôgaikotu
> 　　　片頭痛　　　henzutû
> 分泌……"bunpi" と "bunpitu" とは，"bunpi" を第一選択とし，複合語では "bunpi〔tu〕" と表記した．例えば，
> 　　　分泌　　　　bunpi〔bunpitu〕
> 　　　分泌期　　　bunpi〔tu〕ki

これについては特にいうことはあるまい．なぜローマ字で書かれているのかというと，この用語集の読みはすべてローマ字で示されているからだ．

つぎに各学会の用語集をみていく．まずそもそも用語集の用語すべてに読みが示されているかという問題がある．その有無で各学会が読みをどの程度重視しているのかというのがわかる．ないところはあまり関心がないのだろうといえるが，読みがあったところで関心があるかどうかはなんともいえないのが微妙なところだ．読みを示している用語集の一覧は p.76 〜 77 の表を参照．

用語集のなかでも一定数あるのが，「特別な読み」「読み誤りやすいもの」だけ読みがなをつけているものだ．『解剖学用語』『生化学用語辞典』『微生物学用語集』『栄養食糧学用語辞典』『内科学用語集』などがこれに該当する．その際も代表的な読みの例を挙げるくらいで，読みに迷いが生じるようなものの読みを示していくものではないことが多い．すると，『日本医学会 医学用語辞典』のような読みの揺れを

みとめながら，用語集としての読みを示すものは少なくなる．読みを示す用語集のうち，ここに代表的なものを挙げてみる．

『神経学用語集』
日本語として二つの発音のありうるものは〔　〕内の発音を採用した．
① 頭蓋〔ズガイ〕（トウガイとしない）
　 頭痛〔ズツウ〕（トウツウとしない）
　 頭部〔トウブ〕（ズブとしない）
② 重複〔チョウフク〕（ジュウフクとしない）
③ 出生〔シュッショウ〕（シュッセイとしない）
④ 礼拝〔ライハイ〕（レイハイとしない）

『眼科用語集』
日本語として2つの発音がありうる語については，腔（くう），頭（原則として「とう」，ただし頭痛に限り「ず」），分泌（ぶんぴ），重複（じゅうふく），皺襞（すうへき），楔（「けつ」を優先とする），扇（「せん」を優先とする）を採用する．

　これをみてどう思うだろうか．注意深くみていると，先ほどの用語集と書いてあることが違うことに気づくのかもしれない．具体的には「頭」の読みの扱いが違うこと，「重複」の読みの扱いが違うこと，「出生」の読みの扱いが違うことだ．たった数例しか凡例にあがっていないのに，一致しないことに驚きを覚える．たまたまこの二つの用語集は読みを示してくれているが，凡例に示されなくとも読みをつけている用語集はこれ以外にもたくさんある．しかしこれら用語集も基本的にはどれか一つの読みを採用しているのである．それはもはや引いてみるまでわからない．
　わかりやすい例でいえば，「頭蓋」という用語集で引いてみるときに，ある用語集には「トウガイ」のところに配列され，またある用語集では「ズガイ」のところに配列されているということになる．はたしてこれでいいのだろうか．

　ここでみた読みに関する凡例は，総論的ではなく各論的であり，個別事例について読みを示す形式だった．ただ用語集によって示される読みが異なっており，読みに関して統一されているとは言えない状況にある．また読みについて特に凡例を設

第3章 医学用語総論

けていない用語集も多く，凡例に記されないままに各学会の判断で用語に読みがつけられていることになる．もはやそこにどういった思考プロセスがあるかはうかがい知れない．

5）凡例を振り返って

　用語集の凡例をみてみると，用語集によって想像以上に異なるという印象を抱くと思う．同じ医学分野の医学用語を収録する用語集なのに，ここまで異なるのだ．ここには各分野の抱える問題，例えば隣接分野との関係や以前の版との連続性の問題があって一筋縄にいえることではない．しかし，用語集の編集過程や編集姿勢を示す凡例がここまで違っていていいものだろうか．使う側として混乱を来す可能性ももちろんあるが，用語を扱っていくにあたってこの不統一は乗り越えていかなければいけない問題だろう．

5. 用語集を使ってみる：実践編

　さて，ここまでは用語集総論といった内容を述べた．総論を知っていても用語集を実際に使ってみないとわからない部分があるだろう．ここからはどのように用語集を使うか，そして悩ましい用語が出てきたときにどういうふうに解決していくのか，ということを実践的にみていこう．

1）用語集の使い方

　まずは代表的な用語集の使い方を具体的にみていく．

① 『日本医学会 医学用語辞典』WEB 版

　『日本医学会 医学用語辞典』は現在 WEB 版となっている．書籍版が第 3 版まで

あるのだが，そこからの改訂は書籍という形式ではなく，WEB で逐次改訂されていくという形式になる．ということは書籍版と WEB 版では内容が異なり，かつ WEB 版が最新の内容となっているということだ．書籍版はそもそももう新品では買えないだろうから，自然と WEB 版を使わざるをえないということになる．2014年から公開されている．

　使い方は簡単で，日本医学会医学用語管理委員会のホームページから，メールアドレスとパスワードを設定してログインするだけだ．後で述べる各学会の用語集の形式とは違って，メールアドレスの登録，そして使用のたびにログインという一手間が必要だが，利便性がここまであがってきているので，それくらいは目をつぶらざるをえない．

　ログインしたら検索窓が出てくる．そこに英語もしくは日本語を入力すると該当する言葉が出てくるという仕組みだ．数文字以上いれないと検索できないのは今後ののびしろだろう．英語，日本語どちらで検索しても同様の画面にたどりつく．日本語と英語に対応をしていて，それぞれ類義語が並んでおり，MeSH に該当があれ

第3章 医学用語総論

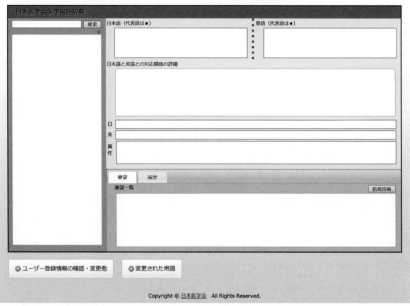

🐚 日本医学会医学用語辞典 WEB 版
　　（日本医学会ホームページより）

ばそれも示される．日本語用語の読みがなも示されている．下のほうには意見を投稿できるボックスも示されている．

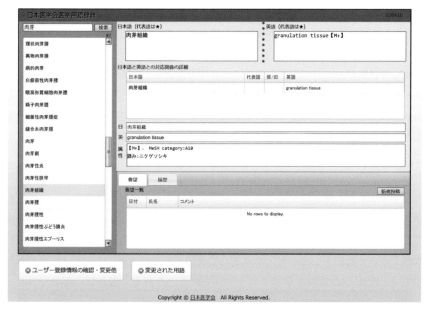

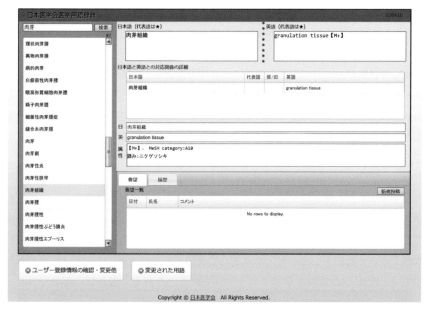 日本医学会医学用語辞典 WEB 版
（日本医学会ホームページより）

② 各学会の用語集 1 　『麻酔科学用語集』

　ためしに自分の所属学会や興味関心が近い学会の用語集を見てみてほしい．たいていは学会のホームページにひっそりと「用語集」というコーナーがあるはずだ．なければ「出版・刊行物」「ガイドライン」のところにあるかもしれない．さらにそこにもなければ検索すると出版社のサイトが出てくるだろう．そこまでしても手に入れにくい，アクセスしにくいようであれば，その用語集は有効に機能していない，と簡易的に考えられる．

　各学会の用語集の媒体はさまざまで，書籍版がこれまでの主体であった．最近ではWEB版の併設，書籍をPDF形式で公開，そして用語集の主軸をWEB版に，ということが増えてきている．

　ここではいくつかの用語集を例にとって使い方を見ていこう．

　まずあげるのは，書籍形式の用語集がPDFとなっている『麻酔科学用語集』だ．［麻酔科学会のホームページ］→［医療関係者の皆様へ］→［麻酔科学用語集］と

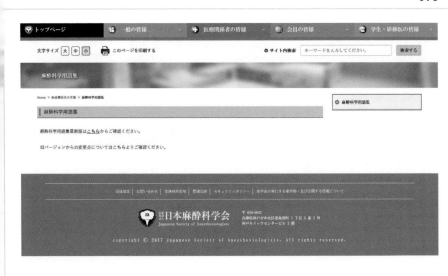

🎵 麻酔科学用語集
　　（日本麻酔科学会ホームページより）

進むと，PDF へのリンクが示されたページにたどり着く．最新版の部分をクリックすると現時点での最新版である第 5 版の PDF が開かれる．PDF には表紙から「刊行にあたって」や各委員の名前，部会の英語名称の列記，そして「用例」が 2 ページにわたって書かれ，「医薬品の日本語表記についての指針」「処方に使用される主なラテン語」「ギリシャ文字」「べき」が続く．余談だがこの「処方に使用される主なラテン語」はほかの用語集にはなかなかない特色なので見るに値する．「p.o.（経口）」「h.s.（就眠時）」といった用語が書かれている．

　そこから英和，和英，略語といった本文となる．本文である英和や和英には，はじめにアルファベットやかなのインデックスがある．そのページから各頭文字が始まるページにとぶことができる．逆に各ページからは「和英 INDEX」「英和 INDEX」からインデックスのページに戻ることができる．それ以外の方法として，直接的に文字列を検索をすることもできる．この PDF をダウンロードしておけば，見たいときに見ることができるというものだ．オフラインでも見ることができるという点で使い勝手のいい用語集だろう．

③ 各学会の用語集 2　『循環器学用語集』

　次に WEB 版で公開されている『循環器学用語集』だ．日本循環器学会のホーム

循環器学用語集 −第4版−
Terminology in Cardiology

一般社団法人 日本循環器学会
webサイトへ戻る

日本語 / ENGLISH

🔍 検索用語

検索したい用語をご入力ください。また、特殊な用語は〔凡 例〕をご参照ください。

[　　　　　　　　] を含む ▽ 項目を 🔍 検 索 　 ✎ クリア

○英和 ○和英 ◉すべての辞書

📖 索引

∨ 索引表示

▶ 取扱情報　 ▶ 凡 例　 ▶ 改訂履歴　 ▶ 委員一覧

循環器学用語集 −第4版−
Terminology in Cardiology

一般社団法人 日本循環器学会
webサイトへ戻る

日本語 / ENGLISH

«用語集トップへ戻る

🔍 検索用語

検索したい用語をご入力ください。また、特殊な用語は〔凡 例〕をご参照ください。

[楔入圧　　　　　] を含む ▽ 項目を 🔍 検 索 　 ✎ クリア

○英和 ○和英 ◉すべての辞書

4件見つかりました。（ページ1 / 1）

用 語	対 訳
冠[状]動脈楔入圧	coronary [artery] wedge pressure
楔入圧	wedge pressure
肺動脈楔入圧	pulmonary artery wedge pressure (PAWP)
肺毛細[血]管楔入圧	pulmonary capillary wedge pressure (PCWP)

🌀 循環器学用語集
（日本循環器学会ホームページより）

ページに用語集へのリンクがある．用語集のページには，［英和］［和英］［すべての辞書］のどれかを選択の上，検索ができる．それ以外にも索引からはかなあるいはアルファベットの頭文字をクリックすると，それから始まる用語が一覧で見ることができる．英語を検索したら対訳には日本語が，日本語を検索したら対訳に英語がでてくるといった仕組みになっている．またこの用語集は，全体の使用言語を英語にすることができ，英語圏からも日本語用語を検索しやすくなっているのが大きな特徴だ．用語集のページに戻ると，このページの使い方，用語集の凡例，改訂履歴，委員一覧を見ることができる．改訂履歴を見てみると，2021年に改訂が行われたという履歴を見ることができ，この用語集が常にアップデートされていることを確認できる．このことからこの用語集が改訂を続けている分だけ，信頼性が高いとみることができるだろう．改訂に向けての意見も送ることができる．この『循環器学用語集』WEB版は体裁が整っているが，他の用語集のなかには，ここに述べた機能のうち一部のみ見られたり，用語の検索方法が微妙に異なったりするものもみられる．

2) 用語集の選び方

　用語集が実際にどういうものか見てみた．用語集の一覧を掲げたが，それをすべて使いこなすのは，不可能であろう．紙媒体しか存在していない用語集もあり，それらすべてにアクセスすることは現実的ではない．では，困ったときに何を引いていったらいいのか．場面ごとにその選び方を見ていこう．

① 表現として好ましいものを探したい

　この場合は各学会の用語集ということになる．産婦人科なら『産科婦人科用語集・用語解説集』を選ぶ．学術情報を発表する場合，学会の発行している雑誌の投稿規定には，学会が作成している用語集に準拠していることを求めるものもある．後々自分の発表が意味を持つためには，自分の発表が見つけられないと意味がない．近年では論文をデータベースから見つけてくることが多いと思うので，検索に引っかからないといけない，ということは検索に使われる用語を使用していないと見つけてもらえないことになる．欧米であればMeSHがあって，それをもとにPubMedで検索するということができるのでよいが，日本語ではひとまず学会の用語集に従っておけばよいだろう．

ただ各学会の用語集がすぐに見られないことがある．WEB版がない場合や，書籍版を持っていない場合などだ．そうした場合には『日本医学会 医学用語辞典』を当たってみるといいだろう．『日本医学会 医学用語辞典』は医学用語をある程度網羅的に収録している．なにより登録さえすれば簡便に見ることができる．しかし各学会の用語集とのすり合わせはまだ途上であるし，高度に専門的な用語は収録していないので，そこには載っていない可能性がある．

② 英語と日本語とで対応するものを知りたい

この場合も各学会の用語集が使えるが，それ以外でもよい．例えば『日本医学会 医学用語辞典』は引くのに簡便であるし，学会以外の医学用語辞典もその用途に使える．ライフサイエンス辞書などのWEB上の辞書も使えるだろう．ただ今あげたもののなかで後に行けば行くほど，その用語が本当に好ましいかどうかはわからないので，①に戻って確かめておく必要はあるだろう．

③ ある用語の読み方が知りたい

これは少し難しい．各学会の用語集や『日本医学会 医学用語辞典』を引いてみてもらうことにはなるが，そこにもはっきりしたことが書いていない可能性がある．というのは用語の「読み」を明示している用語集が案外少ないからだ．主なものを示すとこのようになる．

日本生理学会『生理学用語集』
日本薬理学会『薬理学用語集』
日本法医学会『法医学用語集』
日本整形外科学会『整形外科学用語集』
日本産科婦人科学会『産科婦人科用語集・用語解説集』
日本眼科学会『眼科用語集』
日本口腔外科学会『口腔顎顔面外科学用語集』
日本アレルギー学会『アレルギー学用語集』
日本老年医学会『老年医学用語集』
日本リハビリテーション医学会『リハビリテーション医学・医療用語集』
日本先天異常学会『先天異常用語集』
日本大腸肛門病学会『大腸肛門病学用語集』

日本超音波医学会『医用超音波用語集』
日本神経病理学会『神経病理学用語集』
日本臨床薬理学会『臨床薬理学用語集』
日本手外科学会『手外科用語集』
日本ペインクリニック学会『ペインクリニック用語集』
日本骨粗鬆症学会『骨粗鬆症標準用語集』

　ここに示した用語集は，用語すべてに読みがなが書いてある用語集だ．
　それ以外の用語集はどうかというと，五十音順に用語が並んでいる場合には，その並び方によって用語の読みが類推できる場合がある．ほかにも難しいものだけ読みがなを示している用語集もあり，そういったものも参考になるが，それだけでは解決しないことも多い．

④ 用語集以外を参照すべき場合

　これまで用語集ありきで話をすすめてきた．しかしすでに述べたように用語集がすべての学会にあるわけではなく，3分の1の学会には用語集がない．作ろうとしているところもあれば，学会員数がかなり少なくて大変というところもあるだろう．それ以外に用語集とは別の形態で同様のことをしている場合がある．それは「規約」と「ガイドライン」だ．
　「規約」のほうはわかりやすい．「癌取り扱い規約」は各科が参照にするところだろうし，そこに定められた方式で書くようにしていることだろう．日本胃癌学会は「胃癌取り扱い規約」を出しており，日本肺癌学会は「肺癌取り扱い規約」を出している．両学会とも用語集という形では出しておらず，こういったものが参照すべきものになる．
　「ガイドライン」というのは，クリニカルクエスチョンに基づいて作成された臨床のための指針であるわけだが，そこには用語の定義が含まれていることがある．臨床疑問を突き詰めていくと用語には自然に気をつかうことになるからだ．用語の定義として章立てされていなくとも，そこに使用されている用語はその時点での標準的な用語とみなすことができるだろう．日本血液学会の「造血器腫瘍ガイドライン」，日本緩和医療学会の各種ガイドラインなどだ．日本緩和医療学会のガイドラインには「用語の定義と概念」という項目があり，用語集・用語解説集ともいえるものになっている．

3) 用語集を使った調べもの

　この章のまとめとして，実際に調べてみよう．

　題材としてとりあげるのは「楔入圧」の読みだ．これをどう読んだらいいのか．自身を振り返ってみても，周囲の人はなんだか自信なさげに読んでいるように聞こえる．実際，学生時代の臨床実習のときに関係する科の先生たちに「楔入圧」を何と読んだらいいのか聞いて回ってみたのだが（自明なものでも質問できる学生という身分をいかして），やはり自信を持った答えは返ってこなかった．同じ疑問を持っている人も多いだろうと思われるので，順をおって調べてみよう．ちなみに知っていそうな人に聞くというのはここではひとまず論外ということにする．

✕ ネット検索

　思いつく一番簡単な方法はネットで検索する方法だ．これを本書ですすめていないのは，質のいい情報がヒットしないからだ．「楔入圧」といれると，「読み」「読み方」などがサジェストされる．それにしたがって検索してもはっきりと示すものは出てこない（筆者の論文がヒットするかもしれないがそれは今はスルーしておく）．なかには「正しい」とされる読みを示すサイトもあるが，根拠は書いていない．ソースのない情報は信用に値しないので，単純に検索するだけでは求めている情報は得られないことになる．

△ 国語辞典

　手元あるいは病棟などで国語辞典を見られる環境にある，あるいは辞書アプリなどを持っている場合はそれを見てもいいだろう．ただこの語は見つからないはずだ（少なくとも筆者が調べた限りでは）．嚥下を「エンカ」とするなど，一般の国語辞典などは医学とは異なる読みを示している場合がある．そうなると国語辞典などに載っていても，それをそのまま医学用語の読みの正解として信用していいのかわからない．

△ 漢和辞典

　あまりいないとは思うが，漢和辞典の現物あるいはアプリを持っているときはそれを見てもいいだろう．漢和辞典にはおそらくどの辞典でも「楔」という字が載っていて音読みが書いてある．そこには「ケツ」「セツ」ものによっては「カツ」の

音読みが書いてあるはずだ．辞典には熟語が並んでいてそこに読みが示されていることが多いが，「楔入」はそこに載っていない．なので解決しない．

　ここまでは「読み」を調べる一般的で簡便な方法だ．これでは通用しないことがあるのが医学用語だ．実際「楔入圧」の読みは解決しない．そのために工夫して調べていく必要がある．

○ 医学用語辞典類（学会発行以外）

　『医学書院医学用語辞典』や『南山堂医学大辞典』など大部の医学用語辞典が出版社から出ている．これをまず引くというのも一つの手だ．そしてたいていの用語はそこで見ることができる．「楔入圧」も引けば載っている．しかし「南山堂」は「セツ」，「医学書院」は「ケツ」の読み方をしている．ここで終わってもいいが，それぞれなぜこの読みなのかがわからない．便利ではあるが，これらの出版社が用語を決めているわけではないという点で，参考程度にすべきだろう．

　なお，医学用語の漢字や読み方自体にターゲットを絞ったポケットサイズの書籍もいくつかあるが，その書籍にも根拠というものはなく，しばしば多くの誤りを含むのであまり参考にしないほうがいいだろう．

◎ 『日本医学会 医学用語辞典』WEB 版

　医学用語について簡便に調べることができるのは，前項で述べた『日本医学会医学用語辞典』WEB 版だ．登録は必要だが，それさえすればスマホからでも検索することができる．

　検索窓に「楔入圧」といれてみると 2 件ヒットする．「肝静脈楔入圧」「肺動脈楔入圧」だ．それぞれを選択すると，画面右側に用語の情報がでてくる．その中に用語の読みも書かれていて，どちらも「ケツニュウアツ」と書いてある．

　ひとまず公式らしい情報にたどり着いたので，めでたしめでたしといったところか．

　ここで少しマニアックな話を挟むと，この『日本医学会 医学用語辞典』WEB版トップページから「使い方・凡例・編集方針」という PDF へのリンクがある．ここの凡例は前項までに示したものなのだが，そのなかに「楔」の読み方を示すところがあった．それによると，「ケツ」「セツ」「くさび」の読み方があるが，「くさ

び」を優先したという．しかしよく考えてみると「楔入圧」は「楔」が使われているのに「くさびニュウアツ」になっていない．「ケツ」「セツ」のどちらを優先するかは凡例に書かれていないのだ．これはつまり凡例作成の時点で方針が明確でないか，凡例から漏れてしまっているのだろう．そうなると，ほんとうに「ケツニュウアツ」という読みは検討された上でつけられているのかあやしくなってきてしまう．

　日本医学会医学用語管理委員会も，『日本医学会　医学用語辞典』と各分野の用語集とを比較対照しようという動きをみせているものの，その対照表には英語用語と日本語用語が対比されるだけで，そこに読みはない．第2段階としてやる予定なのか，読みをそもそもつけていない用語集が多いからなのか，わからないが各分野の用語集の読みを吟味して決めているかどうかはうかがい知れないのだ．

◎ 各学会の用語集

　『日本医学会　医学用語辞典』WEB 版で解決したのになぜさらに調べるのかというと，専門的な用語は，専門的な学会のほうがまじめに議論し決めていることが多いからだ．

　用語集のリストを見てみてほしい．このなかで「楔入圧」を使っていそうな学会をピックアップしていく．そしてそれがアクセスしやすいものならそこから見ていくという方法をとる．

『循環器学用語集』

　この用語集は前項でもみたようにネットから検索することができる．検索窓に「楔入圧」をいれると，「冠［状］動脈楔入圧」「楔入圧」「肺動脈楔入圧」「肺毛細［血］管楔入圧」の四つがヒットする．しかしこの画面に読み方は書いていない．そこがこの用語集の不親切なところで，この画面には書いていないが，読みは凡例に書いてあるか，配列から推定することができる．用語集トップから「凡例」というところを見ると，「楔入圧はせつにゅうあつとして配列した」ということが書いてある．

　用語集をいざ見てみても読みが書いていないときの対処法として，和文索引を見るというのがある．『循環器学用語集』の場合は，検索以外にも「索引」という箇所もあって，かなあるいはアルファベットの頭文字から用語を一覧で見ることができる．この場合は，「せ」から始まるところを見ていくと「楔入圧」が見られること，「け」のところにはないことから「セツニュウアツ」と読ませているということが推定できる．

やはりこの方法はめんどうなので，用語集の側が読みを明示するのが望ましい．

『呼吸器学用語集』

楔入圧を扱うのは循環動態を扱う科が中心ではないかと（筆者は専門外ながら）思うが，『呼吸器学用語集』にも立項されている．『呼吸器学用語集』は2017年第5版が出て，用語集PDFが学会ホームページからダウンロードできる．この用語集にも読みが明示されていないので，五十音順に並んだ用語の配列から読みを推定していくしかない．和英版のほうをみて，「せ」のところにあることから「セツニュウアツ」と読ませていることがわかる．

ちなみに前の版ではなぜか「ケイ」のところに配列されていた．これはミスだったのではないかと思っている．

『麻酔科学用語集』

『麻酔科学用語集』も学会ホームページからPDFがダウンロードできる．『麻酔科学用語集』は親切にも用語に読み方が併記されている．PDF内の検索やINDEXから用語にたどり着くことができ，読みは「セツニュウアツ」となっている．凡例を見てみると「キツニュウアツ」が誤った読みであることを明記している．

日本集中治療医学会『用語集』

日本集中治療医学会のホームページにある用語集．「楔入圧」が含まれている用語がヒットするが，読みが示されていない．しかも英和形式のみなので，読みを配列から推定することもできない．

さて，調べものの結果どういうことがいえるだろうか．

- ●「ケツニュウアツ」と読むもの
  日本医学会医学用語辞典WEB版，医学書院医学用語辞典
- ●「セツニュウアツ」と読むもの
  循環器学用語集，呼吸器学用語集，麻酔科学用語集，南山堂医学大辞典

第3章 医学用語総論

　権威性という観点からいえば，日本医学会のほうの「ケツ」なのだが，実際に使用している各学会がそろって「セツ」にしている．

　逆に間違っているとされる読みは「キツ」のみであり，「ケツ」「セツ」を誤りとする根拠はない．

　となると結論は「現状はセツニュウアツでもケツニュウアツでもどちらでもよい」ということになるのではないだろうか．今後『日本医学会 医学用語辞典』が「セツ」に変えるという事態になるか，日本医学会の「ケツ」に各学会が従うことになったら，どちらかが当座の正解ということにできるだろうが，現状はまだ統一されていないのでこういわざるを得ない．

　では日常臨床でどういかしていくか．周囲が「キツ」と読んでいたら，どうやらそれは誤りらしいと正してもいいかもしれないが，「ケツ」か「セツ」かは，所属している集団の多数派にいておけば穏当だろう．どちらかが誤りだと言っている人がいたら，もしかしたら用語集を見ているのかもしれないが，一部しか見ていない人なので，適当に対応しておけばいいだろう．どちらかに決まってほしいというのが人情だが，しかたがない．

　この章では，ふつうのことばと医学用語の違いからはじめて，その違いがどういったかたちで問題となっているのか，どう扱われてきたかということをみてきた．医学用語というひとくくりにすることで情報伝達を正確に効率よく伝達するはたらきがあって，そのために用語集というものが作られていること，それによって用語が規定されており，野放しにされているわけではないということだった．ただ凡例を具体的にみていくなかで，学会によってかなりばらつきがあることがわかったのではないだろうか．やはりここでも「唯一の正解はない」ということを味わっていただければ幸いである．最後に示した調べ方を，そのごく一部だけでも読者が活用して，疑問を自ら解決していっていただくことが筆者としての望みだ．そうはいっても気になりだしたら疑問点は山ほどあると思うので，次章ではこの調べ方をもとに筆者が調べておいたことなどを具体例に沿ってお示ししたい．

コラム ④ 作成者が特定できる医学用語

　医学用語に限らず，言葉は先人たちが使い始めたものが定着して今にいたるものであり，最初に使い始めた人が特定できることは少ない．ただ西洋医学の概念を表す言葉であれば，歴史がまだ浅いほうであり，また戦前に改良された用語もあるので，作成者が特定できることがあるので少しご紹介する．

　漢字を新たに作ったことで知られる「腺」「膵」は江戸時代後期の宇田川榛斎<ruby>宇田川榛斎<rt>うだがわしんさい</rt></ruby>によるものだ．「痙攣」も宇田川榛斎による語という．漢字を再利用して意味を追加したのでいうと，「腔」「腱」は同じく江戸時代の大槻玄沢による．

　明治以降のものでは，Anemia を「貧血症」として訳したのは桑田衡平とされ，Derilium を元からあった「譫妄」という語に訳したのは呉秀三というように作成者がある程度わかるものもある．

　昭和初期の解剖学会は記録が多く残っていることもあり，用語改良の提案者が判明しやすい．「臗骨」を「寛骨」へと提案したのは小川鼎三，「歯齦」を「歯肉」とする提案は西成甫，「摂護腺」を「前立腺」（当初は前位腺）とする提案は岡嶋敬治，「胼胝体」を「脳梁」とする提案は藤田恒太郎という．

　今後，研究が進めば，誰がどういった経緯で用語を使い，どう広まったかが少しずつわかっていくだろう．

📖 **参考**

　　権 宇琦. 近代医学用語「痙攣」の成立と定着について. 立教大学日本語研究. 2020; 26: 142-54.
　　権 宇琦. 医学用語「貧血」について. 立教大学日本語研究. 2021; 27: 119-44.
　　西嶋佑太郎. 人体の部位と病気の名前. 日本語学. 2021; 40: 80-91.

第3章　医学用語総論

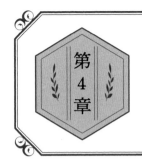

医学用語各論

　この章では，これまでの章でみてきた内容をもとに，具体的な医学用語をどう考えたらいいのかをみていこう．

　この章では 15 のテーマを扱う．おおまかにテーマが近いものを並べている．1 〜 6 は個々の字の書き方や，異体字があるときの選び方について，7 〜 11 は用語の読み方について，12 〜 15 は語の構成や，複数ある用語の選び方について，だ．

　またこれらは，大きく二つの種類の文章に分けられる．一つは，1, 2, 8 など，漢字や用語についての考え方や，用語集の引き方のおさらいになるものだ．これまでの章を参考にしながら，実際にまず辞書を引いてみたり，用語集を引いてみたりすることで，ある程度，筆者と同じ結論に至ることができると思うので，その例として使ってほしい．

1.「脊」は手書きでどう書くか
2.「頸部」と「頚部」はどちらが正しいのか
3.「鼠蹊」と「鼠径」と「甾径」
4.「癌」と「がん」を使い分けるべきか
5.「腔」と「膣」はどちらか正しいのか
6.「掻痒」か「搔痒」か「瘙痒」か
7.「腔」を「クウ」と読むのは間違いなのか
8.「頭蓋」が「ズガイ」か「トウガイ」か
9.「肉芽」を「ニクゲ」と読むのは誤りか
10.「楔入圧」はなんと読むか
11.「喘鳴」は「ゼンメイ」か「ゼイメイ」か
12.「熱発」は間違いか
13.「抗菌薬」か「抗生物質」か．「抗-生物質」か「抗生-物質」か
14.「理学所見」か「身体所見」か
15.「御侍史」と「御机下」のこと

　もう一つは，5，7，13など，生じやすい疑問点について，筆者が調べたことをまとめることで，世間の誤解を解いたり，理解を深めてもらったりしようというものだ．こちらの疑問点のなかには，これまでの章の調べ方では解決しないものもある．どの疑問が用語集で解決できそうで，どれが解決できなそうかは，正直なところ調べてみないとわからないので，まずは用語集などを引く癖をつけてほしい．筆者が実際に調べてみて，いくつかの文章で共通して伝えたいことは，「調べることなく，先輩などの発言を鵜呑みにして，先人を安易に誤っていると決めつけない」ということだ．

1.「脊」は手書きでどう書くか

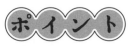

◈ 明朝体やゴシック体の字形と，楷書体の字形には微妙な差異がある．
◈ この差異は「デザイン差」であって活字字形を忠実に再現して手書きする
　　必要はない．

　脊髄の「脊」の字を手書きすることがあるのは，医療関係の人々が大半だと思うが，これを実際どう書くか，戸惑ったことはないだろうか．「脊」から「月」を除いた部分は，ふだん使うほかの字にはない部分だ．「人」のように見える部分は，「人」なのか，「令」の上部（ひとがしら）のように書くのか，その両側にあるのは，「二」が二つなのか，「渋」の右下部のようにしてもよいのか．こう戸惑ってしまう背景には，「脊」の字を活字でしか見る機会がほとんどないというところも関係してくる．医療関係以外でもよく使う字であれば，手書きの文字を見る機会もあるかもしれないが，この字の手書きを医療関係以外の日常生活で見かけることはまずないだろう．
　実は，「脊」は2010年の常用漢字表改定の際に常用漢字表に追加された．そのため，2016年の文化庁『常用漢字表の字体・字形に関する指針』にも「脊」の書き方

についてしっかり言及がある．また手書き字形に関する字典類にも同様のものがあった．

番号	常用漢字表	代表音訓	配当学年	印刷文字の字形の例	手書きの楷書の例
1145	脊	セキ		脊 脊 脊 脊	脊 脊　　　など

（文化庁，編. 常用漢字表の字体・字形に関する指針. 三省堂; 2016. p.159）

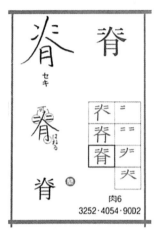

（財前 謙. 手書きのための漢字字典. 第2版. 明治書院; 2011. p.187）

　文化庁の『指針』には，それぞれの字の書き方について，問題となりやすい関連する事項がまとまっている．「脊」の場合は，①「接触の有無」（「月」の2本の横画が，縦の画にくっつくか），②「点や短い画における方向の違い」（上部の「二」のような部分を横画にするか点にするか），③「とめるかはらうか」（「月」の1画目をとめるかはらうか）の3点が書かれている．どれも，どちらでもいいということだ．②の方向の違いは，『手書きのための漢字字典』の図の左下，「簡」マークがついているのは，中国での活字字形なのだが，それをみると上部は「渋」の右下部のようになっているのがわかり，それでもいいことがわかる．

　残る問題点は「人」なのか，「令」の上部（ひとがしら）のように書くのかだ．文化庁の『指針』も『手書きのための漢字字典』も，特に説明なく手書きで「人」と書いてあり，「ひとがしら」のバリエーションがみえないが，これはどう確認したらいいだろうか．「脊」のように常用漢字表にあればいいが，ない場合の確認方法も兼ねて，手書き用例の確認方法を知っておいて損はないだろう．

JCOPY 498-14822

書道字典をもっていたら，それをあたってみるというのが一つの方法だ．

　そうでない場合，インターネットで手書き字形を見る方法としては，例えば漢字字体規範史データセット（HNG）(http://www.hng-data.org/)や，拓本文字データベース(http://coe21.zinbun.kyoto-u.ac.jp/djvuchar)，史的文字データベース連携検索システム(https://mojiportal.nabunken.go.jp)などといったデータベースで検索してみるというのがおすすめだ．過去に書かれた手書きがずらっと出てくるだろう．ためしに「脊」の字を拓本文字データベースで検察してみると，「ひとがしら」のように書いているものも少数ながら見られた．

　以上からは，字のおおよその骨格があっていれば，手書きにはかなりのバリエーションがあることがわかるだろう．「こうでなければダメだ」という固い思考は，小学生の漢字テストで卒業して，もっと自由に書いたらいいと思う．

　データベースついでに，とても便利なサイトをご紹介しておこう．CHISE IDS漢字検索(https://www.chise.org/ids-find)といって，漢字の構成要素の文字列を入力することで，それを含む字を呼び出すことができるというものだ．例えば「査皮」と入力すれば「皶」がでてくるし，「糸言糸手」と入力すれば「攣」が候補に出てくる．読みを忘れてしまったとき，漢字変換でうまく出てこないときなどに重宝する．

参考文献
1）文化庁, 編. 常用漢字表の字体・字形に関する指針. 三省堂; 2016.
2）財前 謙. 手書きのための漢字字典. 第2版. 明治書院; 2011.

第4章　医学用語各論

2.「頸部」と「頚部」はどちらが正しいのか

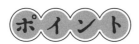

- 「頸」「頚」どちらかが間違っているわけではない.
- 簡略化した字を標準とする動きも一部にあるが，入力出力の面からは疑問符がつく.

「頸部」と「頚部」はどちらが正しいのかという質問を受けたことがある．この問いには類似の問いがいくらでもあって，「痙と痓」，「脛と胫」，「彎と弯」，「攣と挛」，「嚢と嚢」，「剝と剥」など，どちらが正しいのかというのと同じ話になってくる．前者がいわゆる康熙字典体，つまり主に印刷などに使われた字体，後者は手書きの場面で使われてきた字体だ．前者ももちろん手書きされることもある．これは，どちらかが誤字というわけではない．手書きと印刷字体や，表外漢字字体表の項目に戻ってご参照いただきたい．

どちらも間違っているわけではないとして，では「用語として書くべきはどちらか」という問いに変えると，これはむずかしい．用語集によってもばらつきがあるからだ．筆者自身の意見としては，「これにこだわるのは無意味で，『頸』『頚』は同じ字でどちらも間違いではないことを知っていれば十分」だと思っている．この考えに近い用語集は『解剖学用語』と『整形外科学用語集』だ．

> **『解剖学用語』**
> 読者の便を考慮し，本用語集では現在コンピュータで使用されることの多い表記を用いることとし，以下の一覧中の上段にある漢字を用いたが，日本解剖学会として規定するものではなく，下段の漢字を用いても差し支えはないものとする．コンピュータの使用環境より使用できる漢字が異なる場合もあるため，使用の際には適宜置き換えていただきたい.

『整形外科学用語集』

脛骨，痙攣，濾出　これらは JIS 第2水準にない慣用字体を使用して，「胵骨」「痙攣」「沪出」と書いても差し支えない．JIS 第1・2水準に異体字がある場合には，どちらかに統一した．

『解剖学用語』の凡例で上段（用語集に使われる字）には「頸」「脛」「臍」「鼡」「腔」などが，下段には「頚」「胵」「脐」「鼠」「膣」などがあった（p.66 参照）．単純に画数の多いほうを採用しているというわけではなさそうだ．ここでひとつポイントとなるのが，「用語集の例示字体として何を採用するか」というものと「利用者にどの字体を使ってもらうか」ということの区別だ．前者は用語集を作るうえで必ず通る部分なので，すべての用語集が気にしているが，後者の視点を明確にしているのはこの二つの用語集くらいだ．さらに細かくみると，利用者が手書きをするのか，入力をするのか，どちらを想定するのかでも変わってくる．『整形外科学用語集』が掲げる「痙攣」は，パソコンなどで簡単に変換できないだろう．すると手書きのことを意図しているものと推察される．これらの簡略化された字体は，手書きでの経済性（＝書きやすさのこと）もあって生まれているために，手書きでこそ使われるものだ．その使用をさまたげないという姿勢は重要だ．入出力に関しては『解剖学用語』の「コンピュータの使用環境より使用できる漢字が異なる場合もある」というのが至言だろう．使用環境はこれからも変わっていくだろうし，もっと簡単に出したい字が出せるようになるかもしれない．ある程度の幅をもって，利用者の環境で入出力できるものを使っていけば十分だろう．

　利用者が「どちらを使ってもよい」ということをわかっているのなら，用語集の例示字体もどちらでもよい．ただ印刷物として出すからにはどれか一つにする必要がある．また併記するにしても主となる形を決めておく必要がある．『日本医学会医学用語辞典』では，

　第2版においては，文部科学省学術審議会（学術用語分科会）の承認を得て，略字体漢字を第一選択とすることを提案してきた．第3版でも基本的な考え方は変わらないが，実用性の観点からワープロで表現できない略字体は，略字体でない漢字を優先することとした．Web 版では，コンピュータで表現できない略字体は削除したが，表現できるものについては字画数の少ない漢字を優先することに変わりはない．

第4章　医学用語各論

とある．「専門用語と漢字」（第2章）の項目も参照いただきたいが，字体に関して
は学術用語全体でも混乱している．文部省（文部科学省）が学術用語集を作ってき
た時代と現在では，文字入力の技術差が著しい．表外漢字字体表が作られ，常用漢
字表改定も行われた．そこを考慮して字体についての考え方は見直していく必要が
あるのではないか．つまり手書きを第一と考えた用語集の作成から，入出力を前提
とした用語集の作成，凡例の整備へ，だ．

　これに関して筆者は，基本的に表外漢字字体表の印刷標準字体に準拠すればいい
と思っている．わざわざ印刷の標準のために作られたものを，使わなかったり，自
分たちで独自に作ったりするエネルギーのほうが無駄だと思う．印刷標準字体と掲
示しておき，簡易字体の使用も問題ないとしておくのがスマートのように思う．た
だ別の項でとりあげる「鼡／鼠」や「腟／膣」の問題もあり，こういった例は別個
に考えるしかないだろう．

参考文献
1) 日本解剖学会, 監修. 解剖学用語. 改訂13版. 医学書院; 2007.
2) 日本整形外科学会, 編. 整形外科学用語集. 第8版. 南江堂; 2016.

$\Big[$ 3.「鼠蹊」と「鼠径」と「鼡径」 $\Big]$

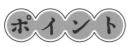

◆ 現状「鼡径」「鼠径」どちらかを使えばよく，両者に意味の違いはない．
◆ 「鼡」と「鼠」は同じ字．「蹊」→「径」の変更は1940年代に簡略化のた
　め行われた．
◆ 精巣をネズミにみたてた解釈は後世の後付けで，おそらく間違い．

　「ソケイ」部といったときに思い浮かべるのはどの表記だろうか．「鼠蹊」「鼠径」
「鼡径」そのどれもが医学用語集に載ったことのあるものだ．その点でどれも間違

いではない．国語辞典などをみても「鼠径」「鼠蹊」は併記されている．これらは
どう考えていったらいいのだろうか．歴史的経緯もみながら確認していこう．

　Inguin（英），Leis（蘭）の訳語として使われ始めたのは江戸時代だ．『解体新書』
には載っておらず，幕末の解剖学書である新宮涼庭『解体則』(1858 年）には「鼠
蹊輪」というように使われていた．現代の意味として使われるようになったきっか
けは，笹原宏之氏が指摘しているようにオランダ語−日本語辞書『訳鍵』(1810 年）
で「鼠蹊」と使われているのが大きいと考えている．その後明治時代や大正時代の
辞書は，どれをみても「鼠蹊」と載っている．

　変化が生じたのは 1940 年代で，当時は用語の簡略化の運動が盛んであった．
1947 年の『解剖学用語』をみると，「鼠径」と書かれており，注釈には「鼠蹊の出
典は不明であるが，むずかしい『蹊』を同音同義の『径』に改めた」とある．同時
に横「膈」膜 → 横「隔」膜，「薦」骨 → 「仙」骨などの簡略化が進められており，「鼠
蹊」→「鼠径」もその一環だった．1944 年の『医学用語集　第一次選定』は医学分
野全体の用語集だが，ここにも「鼠径」と書かれていた．

　次の変化は 1975 年の『医学用語辞典』で，「䑕径」と書かれている．凡例をみる
と「当用漢字以外の簡略字体として［中略］，強制的ではないが取りあげた」と書
かれている．当時は常用漢字ではなく，当用漢字のころなので，漢字制限という意
識が今よりも強い．そのため，より簡単な字体を選んだのだろう．「䑕径」をメイ
ンに書く書き方は，2001 年の『日本医学会 医学用語辞典英和』第 2 版まで続いた．
現在の第 3 版と WEB 版では「鼠径」に戻っている．その理由は，ワープロで「䑕」
が出せないからだという．また現行の『解剖学用語』改訂第 13 版では，「䑕径」を
メインに掲げつつ，凡例で「鼠」で書いても差し支えない，ということを書いてい
る．この『解剖学用語』のスタンスがもっとも無難なものだろう．

　この「䑕」という字は，「䑕径」という用語以外で見ることがおそらくほとんど
ないのではないか．そのため「鼠」と同じ字であることを知らない人もけっこうい
るのではないだろうか．よく考えると「猟」の字の右側と一致しているのだが，「猟」
は「獵」の略字で，「獵」の字は，よく見ると右側は「鼠」ではない．それはさて
おき，「鼠」の略字である「䑕」は医学だけの特殊なものかというと，そうではない．
人名や地名に「䑕」を使うものがあり，例えば山形県鶴岡市の鼠ヶ関駅には「䑕ヶ
関駅」と書かれた駅名板，そして近くには「䑕ヶ関」交差点がある．数は多くない
だろうが，特殊な略し方ではないはずだ．

　まとめると，「鼠蹊」が江戸時代以降の表記で，一般の辞書にまだ残っているが，

医学分野としては1940年代以降に「鼠径」あるいは「鼡径」に変更しており，この二つのどちらかでなければならないということはない，ということだ．とはいえ手書きの機会が減っている現代にあっては，「鼡」をほかの場面でほとんど用いることもないことを考えても，「鼠径」表記がいちばん無難であるように思う．もちろん無難というだけでどちらを使ってもかまわない．

　余談にはなるが，鼠蹊／鼠径の語源にかかわる話として，「精巣をネズミにみたて，胎生期に腹腔から鼠径管を通って陰嚢におさまるさまをたとえている」という内容の言説をみることがある．これは後世の後付け解釈だろう．というのは，こういった解剖学的記述が書かれるよりもはるか昔からその箇所に「鼠」の字が用いられているからだ．

　漢方の古典である『素問』には鍼で刺していけないところの項で，鼠径部のツボ（経穴）のあたりを刺すと，体表に血は出ないが，血がたまって腫れる，とあり，そこに「鼠僕」という言葉が出てくる．大腿動静脈を刺してしまったのだろうか．注釈書では腫れあがったさま（皮下血腫か）をネズミが伏せた形に見立てているとしている．「僕」の字が変化をかさねて（僕 → 鸌 → 鼷），中国の清の時代の『医宗金鑑』という漢方医学書には鼠径部にある「肉核」を「鼠鼷」と呼ぶという．そのあたりにある「肉核」らしきものというと，鼠径リンパ節だろうか，鼷鼠つまりハツカネズミにしては小さいが．この「鼷」の字が蘭学の時代に「蹊」に変わり，またそのころに鼠径管についての解剖学的記述もみられるようになる．この両者があわさり，また「蹊」のもつ「経路」という意味合いから考えて，鼠径管を通過する鼠を精巣だと解釈するようになったのだろう．しゃれた訳語とされることがあるが，古くからある言葉を西洋概念にあてはめただけで，そこに解剖学的解釈が加わったものではなさそうだ．

参考文献
1) 小川徳雄, 永坂鉄夫. なりたちからわかる！「反紋切型」医学用語『解体新書』. 診断と治療社; 2001.
2) 笹原宏之.「鼠蹊」の語源. 日本医事新報. 2007; 4321: 116-7.
3) 北条暉幸. 解剖学教育における用語の検討(1)―スネ(脛)とネズミ(鼡). 産業医科大学雑誌. 1984; 6: 433-6.

4.「癌」と「がん」を使い分けるべきか

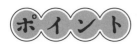

◆「癌」と「がん」を使い分ける根拠はない.

「癌」という表記と「がん」という表記と「ガン」という表記. 三つを比べたときの印象やそれに伴う使用場面が異なるというのはなんとなく理解いただけるだろうか. 一番「がん」がニュートラルな印象で,「癌」はいかにも悪いような印象がある. こういった, いわゆる語感のようなものと違って, これらを学術的な定義として使い分けるべきという意見がある. 最近ではまさにこれをタイトルにした本が出版された[1]. 専門用語と一般の認識のずれを描く良い本なのだが, タイトルの主張には異議がある. ここでは「がん」と「癌」が違うという主張が単なる一意見であって, 使い分けない人を責める根拠はないことを確認しよう. また筆者は使い分けを主張するべきではないと思っているので, その根拠もみておきたい.

　使い分けるべき論があるからには, それなりの背景がある. まずそもそも使い分けとは,「がん」を悪性腫瘍の全体とし,「癌」を上皮性の悪性腫瘍(肺癌, 胃癌, 乳癌など)とするものだ. 上皮性の悪性腫瘍「癌」は, 非上皮性の肉腫との対比で「癌腫」ともいわれるが,「肺癌」「胃癌」のように末尾に付くときには「癌」と省略される. 悪性腫瘍総称としての「がん」と音声的にかぶってしまうために, 誤解のないように表記で使い分けようということだ. そう聞くと一理はある.

　この微妙な定義の差はどこにあるかというと, 非上皮性の悪性腫瘍である「肉腫」を含めるかどうかということになる. その使い分け定義によると「がん」に肉腫は含まれるが,「癌」に肉腫は含まれない. ここでポイントとなるのは, この肉腫の頻度が癌腫に比べると少ないことだ. 肉腫が癌腫なみにメジャーな存在であったなら, 肉腫と癌腫を束ねる総称が, また別のものになって混乱を来さなかっただろう. ちなみに悪性腫瘍が今のようにありふれた病気になる戦前くらいまでは, 肉腫については あまり語られず, 悪性腫瘍の歴史を扱う本のタイトルは『癌腫の歴史』(1953年)[2]だった. 癌といえばつまり癌腫だという結びつきが強固であるために, 肉腫

を含めた総称の問題が表面化しなかったのだろう．肉腫を扱う必要が出てくるのは，悪性腫瘍全体が死因上位として社会問題になる戦後以降のことだ．

　戦後に登場する表記上の問題として国語施策のところで確認した当用漢字表というのがある．当用漢字以外の字は，とくに公用文などでかな書きや書き換えが求められたのだった．「癌」は当用漢字にはないので，癌征圧の政策を語る際には，ひらがなカタカナの「がん」「ガン」を使わざるを得ない．とはいえ医学分野のなかで「癌」の字を使わなくなったわけではないので「癌」の字は使われ続ける．すると医療政策としては悪性腫瘍全体を減らしたいので，政策にかかわる悪性腫瘍全体の「癌」は「がん」と書かれがちになり，一方で具体的な疾病単位としての「癌」は医療分野で漢字で書かれるという差が生まれてくる．これを「使い分け」として再定義したのが，使い分けるべき論ということになる．

　この使い分けるべき論は遅くとも 1990 年代にはあり，息の長い意見ではあるが，正式に採用されたことはほぼない．2013 年の日本癌治療学会の用語集でも，この意見は紹介されているが，耳で聞いて区別できないという点が懸念されている．次にこの意見の問題点をみておこう．

　一つ目に，「癌」「がん」を表記の上で使い分けている人にとっては，特に問題は起こらないが，最初に述べた語感の問題から書き換えを行う人がいたり，公文書などでの漢字使用の点から書き換えを行う人がいたりすることが問題だ．国立がん研究センターのホームページでは，使い分けについて紹介しているものの，悪性腫瘍の総称も上皮性悪性腫瘍もどれも「がん」で表記している．国語政策による表記の仕方によって，なんなら漢字変換をするかどうかで定義がかわってしまうような用語は，学術用語とは言えないのではないだろうか．

　二つ目に，癌治療学会の用語集のいうとおり，「耳で聞いてわかる」というのが用語の前提にある．学術用語総論のところでみたように，耳で聞いて弁別できるというのは用語の大原則にあたる．すなわち「癌」「がん」は耳で聞いても区別できないので，用語の使い分けとしては不適当ということになるのだ．

　ではどうすればいいのかという問いに対する答えは持ち合わせていない．行政用語と医学用語との差は生まれることがある（例えば高次脳機能障害は行政などの方面から導入された用語であって，医学的な意味とのずれが指摘されている[3]）ということに自覚的になるというのは，少なくとも必要なことだろう．行政用語を無視していいわけではないが，行政用語に迎合して定義がゆがむのもよくない．

参考文献
1) 山本健人. がんと癌は違います 知っているようで知らない医学の言葉 55. 幻冬舎新書.
2021.
2) 緒方知三郎, 緒方富雄. 癌腫の歴史. 永井書店; 1953.
3) 石合純夫. 高次脳機能障害学. 第 2 版. 医歯薬出版; 2012.
4) 一般社団法人日本癌治療学会用語・ICD-11 委員会用語集 (2013 年版). 日本癌治療学会ホームページ.

5. 「膣」「腟」はどちらが正しいか

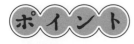

◈ 生殖器の名称として使われ始めたのは「腟」のほうで，医学界で使われてきた．

◈ 印刷標準字体として表外漢字字体表に載ったのは「膣」で一般ではこちらが用いられがち．

　「腟」と「膣」どちらの字も見たことがあると思う．日本産科婦人科学会では「腟」を正式にしているが，表外漢字字体表では「膣」を標準としていて，医学界とそれ以外でずれが生じているのだ．この問題は産科婦人科学会の用語委員である久具宏司氏による「腟，医学界では腟の不思議」[1] という投稿があり，産科婦人科学会雑誌にも水田正能氏による「産婦人科医は"膣"を使ってはならない」[2] というエッセイもある．「腟」が先にあり，「膣」が後で出現したことに関しては一致しているが，その過程は（おそらく）誰も調べていなそうであり，両者の関係は論じる人によって言っていることがまちまちな印象だ．筆者がある程度調べた[3] ので，まずは簡単な経緯を確認しよう．

　「腟」が女性生殖器の意味で最初に使われたのは，1798 年に書かれたと思われる大槻玄沢による解剖学書『重訂解体新書』の稿本（出版は 1826 年）だ．そこには読

みが「叱（シツ）」と書いてある．Vagina とは男性生殖器をおさめる「さや」すなわち「室」という意味合いの翻訳をしたので「室」というつくりが使われている．1805 年に刊行された宇田川榛斎による解剖学書『医範提綱』には「腟」の字に「チツ」とふりがながあり，さっそくここで読みの変更があった．「腟」という字はもともと中国にあった字で，読みは「シツ」「チツ」の二つあった．大槻玄沢は「室」の意味合いだということを強調するために「シツ」の読みを採用したのではないかと考えている．しかしどちらかというと「チツ」の読みを載せる字書のほうがメジャーだったので，宇田川榛斎は「チツ」に変えたのではないかと推測している．宇田川榛斎の『医範提綱』は広く読まれたので，この「チツ」の読みも広まって定着したと思われる．

　「チツ」という読みが定着すると，つくりの「室」と「チツ」の読みのアンマッチな感じが気になり，「窒」のほうが「チツ」という読みにマッチしているように思える．また日本語学の研究者である杉本つとむ氏は，ほかにも例えば「牢」についてウ冠と穴冠のどちらでも書かれることを指摘し，「室」から「窒」の表記もうまれた可能性を指摘している．おそらくはこうした要因から「膣」表記が登場したと思われ，江戸時代のうちに散発的に出現するようになる．「膣」が使われたもので最も広く読まれたのは，適塾で福沢諭吉などを教えた緒方洪庵の『扶氏経験遺訓』だろう．緒方洪庵が「膣」を使い始めたかどうかは定かではないが，普及のきっかけであったのは確実だろう．明治以降も「腟」と混在しつつも「膣」が主流であることに変わりなかった．その理由は最初，腟と書かれていたからだ．この論理は現在も変わらない．日本医学会医学用語辞典では「字画数が少ない」という謎の論理も使っているが「腟」を使うことは同じだ．

　漢和辞典を引くと，「膣」は「腟」の字のところを見るように誘導され，「腟」は「膣」の別体などという記載がある．こういったところから表外漢字字体表で「膣」を印刷標準字体として採用したものと思われる．医学界は「腟」を「膣」の略字などとして使い始めたのではないことには注意．

　確認しておかなければならないのは，医学界で「腟」を用いることが，誤りあるいは悪いことではないということだ．定められた用語を使ってほしいという点からは「腟」表記に統一してほしいが，「膣」が誤った字かというと，そうは言いきれないことに注意しよう．正すならば「腟」が推奨表記であることを伝えるのみだ．そして逆に，印刷標準字体の「膣」を使用していない医学界が誤りというわけでもない．印刷標準字体は字体規範を示したものではなく，印刷するときの標準を示し

ただけだ.

　では，今後医学界は「腟」を貫き通すべきか. これは正直なところどちらでもいい.

　「腔」の読みのように，つくりの読みと一致させて，かつ他の読みとの弁別効果を考慮し，一般と異なっていても貫くという例がある. また一方で「楔入圧」のように，はじめて使った人の読み「ケツ」ではなく「セツ」の読みに収束しつつあるものもある（p.108 参照）.「腟」の場合は，創始者の翻訳態度に従うなら「腟」を貫けばいいし（もともとの字音も「チツ」だから間違ってはいない），一般の印刷標準字体に合わせて「膣」にしてしまってもいい.

参考文献
1) 久具宏司. 腟，医学界では腔の不思議. 日本漢字学会報. 2019; 1: 143-9.
2) 水田正能. 産婦人科医は“膣”を使ってはならない. 日本産科婦人科学会雑誌. 2007; 59: 644-5.
3) 西嶋佑太郎. 医学用語「腟」「膣」の発生と混用. 医譚. 2020; 112: 81-95.

6.「掻痒」か「搔痒」か「瘙痒」か

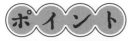

◈　「搔」は印刷標準字体，「掻」は簡易慣用字体. どちらでもよい.
◈　用語集は「瘙」だが，変換で出しにくいために「掻痒」が使われがち.

　かゆい感覚のことをソウヨウ（カン）というが，その漢字表記はいくつか見られる.「掻痒感」「搔痒感」「瘙痒感」などだ.

　現代の用語集で見ると，『日本医学会 医学用語辞典』や『文部科学省 学術用語集』では「掻痒」となっている. 日本皮膚科学会は，「皮膚瘙痒症診療ガイドライン」のように「瘙痒」という表記を使っている. ソウヨウで漢字変換してみると，「掻痒」

という表記も出てくる（「そう痒」もあるが，「瘙」をかな書きしたものだ）．これ
らをどう考え，どう使ったらいいだろうか．

　まず「搔」と「掻」については，第 2 章の印刷標準字体と簡易慣用字体の知識で
説明できる．点のある「搔」は印刷標準字体，点のない「掻」は簡易慣用字体．同
じ字だが，複数の字体があって，表外漢字字体表で，印刷の標準とされるのは点の
ある「搔」ということであった．しかし，文部科学省も日本医学会も，用語集とい
う印刷物ながら簡易慣用字体の「掻」を採用している．どちらもより画数の少ない
ほうを採用する傾向にあるので，そうなったと思われる．とはいえ別に「搔」を使っ
てはいけないわけではない．

　では「瘙痒」の表記はなんだろうか．『日本医学会 医学用語辞典』では付表「日
本語表記のゆれ」のなかで，「搔痒」を採用しつつ，異なる表記として「瘙痒」が
あることを示しており，日本皮膚科学会がこの字を採用していることを示している．
　「隔靴搔痒」という四字熟語をご存じだろうか．靴の上から足のかゆいところを
搔こうとする，ということで，もどかしい意味を表す．この「搔痒」は「痒いとこ
ろを搔く」という動作を表している．手へんがいかにも動作を表していそうに見え
る．とするとやまいだれの「瘙」は「痒み」それ自体を表すという使い分けが想定
できる（想定ができるだけである）．とすると感覚である「ソウヨウ」は「瘙痒」
だとするという論理もわからなくはない．しかし実際のところは，明治以降の各用
語辞典は「瘙痒」の表記ばかりで，現代でも『内科学用語集』やその他用語集でも
「瘙痒」「そう痒」となっている．1994 年の『皮膚科用語集（案）』をみても，「でき
るだけ常用ないしは簡単な字を採用したが，瘙痒などの皮膚科固有の用語は残し
た」と書いてある．医学用語集・医学用語辞典に対象を絞れば，むしろ「搔痒」の
ほうが最近現れたマイナー表記だということだ．
　ここで難しいのは明治以降，「瘙痒」がメインであったからといって，必ずしも「搔
痒」が間違っているわけではないことだ．「瘙痒」も「搔痒」もどちらも漢方の古
典に使われていて，どうやら動作か感覚かで使い分けられているようにはみえない．
それに明治以降でも「搔痒」の例はもちろんみられる．「瘙痒」だけが絶対に正し
い表記だったわけではなかったということだ．

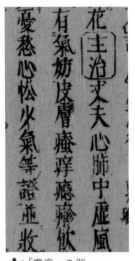

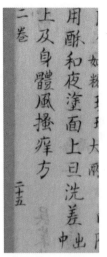

〜「瘙痒」の例
（［重刊］本草綱目. 巻 14. 京都大学貴重資料デジタルアーカイブより）

〜「掻痒」の例
（外台秘要. 巻 32. 京都大学貴重資料デジタルアーカイブより）

第4章 医学用語各論

　文部科学省の用語集と，その影響を受けている『日本医学会 医学用語辞典』で「掻痒」が採用された詳細な経緯についてはわからないが，より現代的な問題として，コンピュータでの入力の問題があるだろう．「掻」は JIS 第 1 水準，「瘙」「痒」は JIS 第 3 水準に属する漢字だ．第〇水準というのは漢字の集まりを指していて，いわゆるガラケーで入出力できた範囲（おおよそ漢検 1 級の出題範囲）が JIS 第 1・2 水準の漢字だ．こう見るとソウヨウを表記しようとしたときに「瘙」を入力できないけれど「掻」なら入力できるという環境が存在することがわかる．環境として表示は可能でも漢字変換で出しにくいために，結局「掻痒」か「そう痒」の 2 択になることもあるだろう．

　これらを踏まえてどう考えるか．日常においては，「掻痒」も「瘙痒」も間違ってはいないという認識を持ちつつ，おかれている電子カルテ端末等の環境で入力できる字を入力するしかない．実践とは別で，「用語としてどうあるべきか」を考えるとすると，文字入力という技術の問題であれば今後解決する可能性はあるので，技術的なことだけを理由に方針を決めるのはよくないだろう．とはいえ，歴史的な経緯をみても「掻痒」も案外捨てたものではない．「瘙」はこの用語くらいにしか

使わないが,「掻」は「掻爬」にも使う字だ. 学習面を理由に「掻」に統一しようという日がくるかもしれない.

参考文献
1) 池田 勇, 小野友道. パソコンでの使用が困難な皮膚科漢字用語について. 日本皮膚科学会雑誌. 1999; 109: 1309.
2) 佐藤貴浩, 横関博雄, 室田浩之, 他. 皮膚瘙痒症診療ガイドライン 2020. 日本皮膚科学会雑誌. 2020; 130: 1589-606.
3) 日本皮膚科学会皮膚科用語等検討委員会. 皮膚科用語集（案）. 日本皮膚科学会雑誌. 1994; 104.
4) 長門谷洋治. 瘙痒という字の由来. 日本医事新報. 1992; 3566: 136-7.

7.「腔」を「クウ」と読むのは 間違いなのか

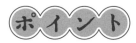

ポイント

◉ **腔は医学以外の一般では「コウ」と読まれることのほうが多い.**
◉ **医学分野で腔を「クウ」と読むのを「間違い」とは断定できない.**

　「腹腔鏡」,「関節腔」,「口腔外科」などに使われる「腔」を, 医療関係者ならばあまり迷わずに「クウ」と読むだろう. そして一部の方はこの読み方が「医療関係者独自」であることをご存じのことと思う. 実際, 腔の字を漢和辞典などでみても「コウ」の読みしか載っていない. 学校教育の生物で習った腔腸動物も「コウチョウ」動物だったはずだ. 医療関係者以外からみたら「クウ」の読みは新鮮なようで, 例えば漢字学者の阿辻哲次氏は著書のなかで「口腔外科」を「コウクウゲカ」といわれるのを聞いて「航空外科」と脳内で漢字変換した話もある[1]. この話は漢字の音読みの解説のなかで, 慣用音の説明のために登場しており, 腔の「クウ」の読みは「本来まちがい」だが,「このまま慣用音で使いつづける方が現実的である」という. さて, これらの話を組み合わせて「医者が漢字を知らず, 間違えてクウと読んだの

が定着している」と言ったら，これは正しいだろうか．医者が漢字を知らないのは正しいかもしれないが，安易にそういった言説に飛びつかないほうが賢明だ．なぜなら「医者が間違えた」かどうかを証明するのは困難だからだ．

　まず現在の用語集がどう扱っているかを確認する．どれも「クウ」の読みと，「慣用」であることは一致している．問題はこの慣用がどのように始まり定まっていったかになるが，これは用語集をみていてもわからないので過去にさかのぼって調べる必要がある．

日本医学会医学用語辞典	クウ（医学用語の慣例により「くう」と読む）
文科省学術用語集	クウ（慣行によってクウと読む）
解剖学用語	クウ（特殊な音，慣用語を採用しているもの）

　腔の字が「体内の空間」の意味で使用されるようになるのは江戸時代後期の蘭学の時代，『解体新書』から少し下った『重訂解体新書』で大槻玄沢が訳語として使い始めた．当時は体内の三つの空間（頭蓋腔，胸腔，腹腔）に大きく分ける分類法が西洋の解剖学書にあって，それを輸入した形になる．「腔」の当時の辞書の記述を引用したうえで，この字を当てている，ということは読みも当然確認しているはずで，「コウ」という読みの字であることを引用している．「腔」の読みを「チツ」ではなく「シツ」と当初読ませていた大槻玄沢のことなので，「空」の意味を尊重して「クウ」と読ませていたのかもしれないが，その証拠はつかめなかった．その後，「クウ」と「コウ」どちらで読んでいたかを示す直接の証拠はないのだが，「腔」と「空」がしばしば混用される（例えば「口腔」が「口空」とも書かれている箇所が混ざっている）例は江戸時代後期から明治時代にしばしばみられるので，わりと最初から「クウ」と読まれていた可能性はある．「クウ」と読まれる直接的な証拠であるふりがなは明治時代前期からすでにみられている（1876年『解剖摘要』）．となると，江戸時代から「クウ」の読みはあったのだろうという推測ができるだけで，それが医者の間違いからスタートしたのか，意図的に「クウ」と読んだのか，断言することができない．要するにまだ「わからない」というのが誠実な答えだ．

　しかし「コウ」「クウ」と混在するなかで「コウ」を採用しなかった経緯ならはっきりしている．昭和初期に日本語全体に関して議論が活発になったときに，医学用語についても議論が交わされていた．当時特に活発だった解剖学会での議論に関わっていた小川鼎三氏はこう振り返る[2]．

第4章　医学用語各論

> 腔の字は正しくはコウと発音すべきだが，医者はクウと呼ぶことにしている．腔は体の中であちらこちらにあるので，それをみなコウとよむと耳で聞いて孔や口と区別できないので，手術などのときにまちがいが起りやすい．そのため医者は漢学を知らぬと罵られても構わず，必ずクウとよむことを今から四十年ほど前に用語委員会できめたのである．

　小川によると，他の用語と同音異義語になるのを避けるためにあえて「クウ」と読む方向にしたということになる．これを「間違い」といえるかというと難しい．例えば医学用語でもしばしば話題になる「施行」は，法律用語では執行との区別のために「せこう」と読む話がある．同音異義語あるいは類似の音で異なる義となりうる組み合わせを，情報伝達の正確性の観点から分離するのは，ある意味合理的なことだ．しかし解剖学用語にはまだ「コウ」の同音異義が多発しているようには思う（口，孔，溝，鉤）．

　腔をめぐる言説を確認できる資料だけから整理すると「腔は使われはじめた江戸時代から『クウ』という辞書にない読まれ方をしていたが，それを意図的に定着させたのは昭和初期以降のこと」というようになるだろうか．医者の読み間違い云々は，証拠不足なのでここで持ち出さないのが賢明だろう．

参考文献
1) 阿辻哲次. 漢字を楽しむ. 講談社現代新書; 2008.
2) 小川鼎三. 医学用語の起り. 東書選書; 1990.
3) NHK 放送文化研究所, 編. NHK　ことばのハンドブック. 第2版. NHK 出版; 2005.

8. 「頭蓋」は「ズガイ」か 「トウガイ」か

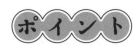

◈ **頭蓋にはズガイ，トウガイという二つの正解があり，学会によって異なる．**

　頭蓋は「頭蓋骨」，「頭蓋内圧」などに使われる用語だ．この二つをどう読んだだろうか．「トウガイコツ」「ズガイナイアツ」と読み分けた人もいるのではないだろうか．同じ単語なのに後ろにつく言葉によって読みが変わるということは基本的にはない．もちろん，これはどちらかが間違っているわけではない．問題は「頭」という字をどう読むかということについて各学会がばらばらなことにある．

　「頭」という字はご存じの通り「トウ」「ズ」の二つの音読みがある．意味はどちらも同じで「あたま」のことだ．でも「頭部」は「トウブ」と読み，「骨頭」は「コットウ」と読み，「頭痛」は「ズツウ」と読んでいると思う（以前は頭部もズブと読まれていたようだ）．現状おおよそトウと読む語が多くて，ズは少数派という図式がわかりやすく，どの学会もそういう認識でいる．となると問題は例外であるズをどう認めていくかだ．

　実際の例をみてみよう．表には各学会用語集がどのように読みを規定しているかを掲げた．こういったことは凡例に書かれていることが多い．頭痛をズツウと読むことについてはどこも一致している．これは，ズツウという言葉が一般でもふつうに使われるというのと，疼痛（トウツウ）と音が一致しないようにするのと二つの意味合いがあると思われる．

🎵 各用語集での「頭」の読み

日本医学会医学用語辞典	原則トウ． 例外は頭痛のみなので，頭蓋はトウガイ
文科省学術用語集	原則トウ． 例外は頭痛のみなので，頭蓋はトウガイ
解剖学用語	原則トウ．頭蓋はズガイとトウガイの併記

神経学用語集	原則トウ. 頭痛, 頭蓋は例外
脳神経外科学用語集	原則トウ. 頭痛, 頭蓋, (頭血腫) は例外
耳鼻咽喉科学用語集	凡例に記載なし. 頭痛, 頭蓋はズ
外科学用語集	凡例なし. 頭蓋はトウガイ

　揺れがあるのは頭蓋だ. このことは実は2016年の『脳神経外科学用語集』改訂第3版の序文にくわしく書かれている. それによると, これまで「トウガイ」を正解としてきたが, 日本脳神経外科学会では「ほとんどの場で, 『ズガイ』を使用してい」ために「広く使用されている読み方を用いるべきと考え, 今回変更」したという. 実態とそぐわない用語集では意味はないので, 現実に即して変更したよい判断だと思われる. とはいえそれまでトウガイを正解としてきたわけで, 日本医学会や解剖学用語にもトウガイの読みが書かれており, 両方使われていたことはわかる. ただ現実的にズガイと読む人が圧倒的に多いのであれば, 用語集側が変化して今後ズガイに一本化していく可能性はある. それでもトウガイを間違いと断ずる根拠はないだろう.

　ちなみにおそらく無意識に読み分けられているものに「喉頭蓋」がある. この語のなかには「頭蓋」が含まれているわけだが, コウズガイではなくコウトウガイと読むことで一致している. これは, 喉頭蓋は「喉頭」＋「蓋」であって,「喉」＋「頭蓋」ではないことで説明でき, 不統一の問題とは異なるので注意が必要だ.

参考文献
1) 日本脳神経外科学会用語委員会, 編. 脳神経外科学用語集. 改訂第3版. 2016.

9. 「肉芽」を「ニクゲ」と読むのは誤りか

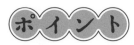

◆「肉牙」という用語を「ニクゲ」と読み，また表記が「肉芽」に変化した
ため，「肉芽」を「ニクゲ」と読んでいる．
◆「芽腫」は「ガシュ」と読むので「肉芽腫」では混乱を生じうる．

　外科系や病理学に関わる方々は「肉芽」という単語に接する機会は多いのではな
いだろうか．いい慣れている「ニクゲ」を冷静にみると，「芽」を「ゲ」と読むの
には違和感があると思う．「発芽」「麦芽」「萌芽」など，「芽」を使う言葉は「ガ」
で読まれる．医学用語でも「芽腫」は「ガシュ」と読まれる．こうみると「芽」を
「ゲ」と読むのはイレギュラーにみえるが，字書を引いてみると，漢音：ガ，呉音：
ゲとあって，「ゲ」の読みもあることにはある．ただし「芽」を「ゲ」と読む熟語は，
日本最大の漢和辞典である『大漢和辞典』を見ても載っていない．
　「肉芽」と「芽腫」とで「芽」の読み方が異なるとなると，「肉芽腫」をどう読む
のかという問題が出てくる．遭遇したことはないが「ニクガシュ」と読むべきとい
う意見の方もいるようだ．この辺りは英語を考えるとわかりやすい．「肉芽腫」は
granuloma で，肉芽組織 granulation との連続で考えるべきであって，芽腫 blasto-
ma とはまた別のものだ．つまり「肉芽＋腫」であって「肉＋芽腫」ではない．そ
のため「ニクゲシュ」と読むのが妥当だろうし，用語集でもそのようになっている．

　この「肉芽」はどうして「ニクゲ」なのか，を解決するには，いつからあるのか，
というのを見ていくことになる．読みが変更されたのか，初めからこうなのかを確
かめるためだ．現時点では，「はじめからニクゲと読まれていたらしい」ことまで
しかわかっていない．
　現代的な意味での「肉芽」は，古くからあることばに見えて，そうではない（「古
くから」の感覚は人それぞれだろうが）．蘭学の時代には，「愈肉（愈は癒の意味に
通じる）」「新肉」と呼ばれていた．主に創傷治癒過程の肉芽形成についての記述を

追うと，1825年の『瘍医新書』などでは「新肉」とある．

「肉芽」が登場するようになるのは，順天堂医院の初代院長，佐藤尚中が1865年に訳述した『砲瘍論』などだ．これをさらにさかのぼると思われるのがイギリス人のベンジャミン・ホブソンが中国で訳出した『西医略論』のなかの「肉牙」という文言だ．「芽」ではなく「牙」の字で複数回登場している．肉芽形成するさまが牙にみえたのだろうか．「肉牙」が登場する箇所の周辺には，「肉糸」という用語もあり，牙に限らずいろいろなものにたとえようとしていたのだろう．この『西医略論』は1857年で中国で刊行され，1858年には日本でも出版（翻刻）されている．島村鼎甫による1866年『創瘍新説』には「肉牙」が使われていた．とすると遅くとも佐藤尚中のころには，これに影響を受けつつ，おそらく意味を考えて，「牙」を「芽」に改めたのだろう．

「牙」なら「象牙（ゾウゲ）」のように「ゲ」と読む熟語が思いつく．これを補強するのは，1875年山本義俊訳『西医略論訳解』という，『西医略論』の書き下しと解説を付けた書籍のなかで，「肉牙」に「ニクゲ」というふりがながあることだ．この用例が「ニクゲ」という読みの現時点で最も古いものだ．

植物学のほうでも「むかご」を指して「肉芽」という用語がある．これは「ニクガ」と読むようだ．医学の「肉芽」を除くと，植物学でも医学でも「芽」を「ガ」と読む．この奇妙な現象は，医学の「肉芽」だけは「肉牙」から変化したもので，「肉牙」が（象牙の牙と同様に）「ニクゲ」と読まれたからというようにまとめられる．その後の，1906年『日独羅医語新字典』，1907年『和独羅対病名字典』などの辞典でも「ニクゲ」「ニクゲシュ」の読みであり，現代にいたるまで同様だ．

ちなみに「ゲ」の読みは，「牙」の字からの類推ではないかという指摘を先にしたのは，日本語学者の笹原宏之氏[1]であった．20年弱を経て，まさにそのような用例を発掘することができた．

経緯はそれとして，「肉芽」だけ「ニクゲ」と読む奇妙な現象は，後世に混乱を残しながら継承し続けなければいけないものなのか，といわれるとそれは別問題だ．用語の学習の観点からすると，一つだけ読みが違うイレギュラーが紛れているのは，記憶することが一つ増えることになる．とはいえ，頭蓋の項目でみたように用語によって読み方が不統一なものはほかにもあり，これくらいなら許容範囲という意見もあるかもしれない．「芽」を「ガ」のみに統一してしまうかどうかは，今後の医学用語施策の匙加減だろう．

参考文献
1) 笹原宏之.「粘稠」と「肉芽」の読み方. 日本医事新報. 2000; 3995: 118.

10.「楔入圧」はなんと読むか

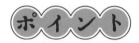

◆「楔入圧」の読みに正解はないが，あえて言えば「キツ」は誤り.
◆ はじめて「楔入圧」という用語を使った人は「ケツ」と読んでいた.
◆ 用語集は「セツ」に傾きつつある.

用語の読みの話題でしばしば取り上げられるのは「楔入圧」をどう読むか，ではないだろうか. もちろんこの用語を使う診療科に限りはあるだろうが，はじめてこの語に接したときには，少なくとも困った経験があるのではないだろうか. 筆者は以前この読みに関して論文を書いたことがあるので，簡単にご紹介する. 結論からいうと，正解はない，ということだ.

おさらいの意味をこめて確認すると「楔」の右側の「契」は，「契約」の「契」のように書いて構わない.「契」の左上の部分の縦棒が下に突き出すかどうかを気にするかもしれないが，「脊」の字の項でみたように，拓本文字データベースなどをみると突き出したり突き出さなかったり両方の字形がある.

さて，そもそもの「楔」という字の音読みはどうなっているのかというと，辞典には「ケツ」「セツ」「カツ」の三つが載っている（辞典によっては「カツ」は載っていないかもしれない）. 辞典に少なくとも「キツ」はなく，慣用音としても定着するほど多くもないので「キツ」は誤りだといっていいだろう. この「キツ」は字の右側部分が共通している「喫」からの類推と思われる.「カツ」も実際に熟語の読みとして使われた形跡はほとんどないので置いておくと，「ケツ」「セツ」の２択ということになる. 医学以外で「楔」がどう読まれているかを把握するために「楔

第4章 医学用語各論

形文字」に登場してもらおう．筆者は「くさびがた」文字という読みしか見聞きしたことはないのだが，音読みしたものが辞書・辞典には載っている．それをみると「セッケイ」「ケッケイ」どちらもあるのだ．ということは，そもそも「楔」の音読みはこれ，という一定のものがないということになる．

では医学分野の事情はどうだろうか．「腔」の読みでみたように，「医学分野ではこう読むのだ」という正解があってもいいが，それはないのが現状だ．「楔入圧」自体が比較的新しい概念なので，最初の例をたどることができるので確認すると，1954 年の三瀬淳一「所謂肺毛細管圧 (1)」という論文の中で「ケツ」というルビをふって，はじめて使用されている．しかしこの読みがどこまで定着したかは不明で，それ以降の論文をみてもルビはなく，1975 年の『医学用語辞典』にも「楔入圧」の項目はない．おそらくこの間に「ケツ」派，「セツ」派，おそらく少数の「キツ」派が形成されたのだろう．

日本医学会医学用語辞典	ケツニュウアツ（凡例では原則「くさび」とある）
文科省学術用語集	―（記載なし）
循環器学用語集	セツニュウアツ
麻酔科学用語集	セツニュウアツ
呼吸器学用語集	セツニュウアツ

医学用語集・用語辞典の記載を確認しておこう．「キツ」派はなく，日本医学会の「ケツ」とそれ以外の「セツ」といった図式だ．『日本医学会 医学用語辞典』は凡例で「楔」の読みを「くさび」としていて，音読みするときのことを考えていないようである．ということはこの「ケツ」もどれほど検討されて掲載されているかは不明だ．最初の例は「ケツ」だったが，それを貫くのか，多数派になりつつある「セツ」に統一されるのかは今後次第だ．少なくとも今はどちらを使っても間違いではないということは言えるだろう．

「楔」を使う例でもう一つ「楔状」というのがある．これはまた「楔入」とは別個に考えたほうがよい．というのは「苺状血管腫」のように「〜状」という用語の場合は訓読みすることがあるからだ．

日本医学会医学用語辞典	くさびジョウ
文科省学術用語集	ケツジョウ

解剖学用語	ケツジョウ（楔状骨）
整形外科学用語集	ケツジョウ，セツジョウ（楔状骨折等）
産科婦人科用語集	ケツジョウ（楔状切除）

　これ以外にも多くの用語集を掲げているが，「セツジョウ」のみを掲出するのは『内視鏡外科学用語集』のみで，他は「ケツジョウ」あるいは「セツジョウ」の併記という形だ．「くさびジョウ」も少数派だった．すると「楔状」の場合は，「楔入圧」とは違って「ケツ」が優勢ということになる．しかし「セツ」が不正解というわけでもない．

　いずれにせよ，現時点ではどちらも間違いではないということを押さえておけばいいだろう．今後どちらかに統一される時がくるかもしれないので，その時に改めて把握すればよい．筆者としては「楔入圧」は「セツ」，「楔状」は「ケツ」というように異なる読みに収束していくのは，できることなら避けたほうがいいのではないかと思う．

参考文献
1) 西嶋佑太郎. 日本語医学用語の読みの多様性と標準化―「楔」字を例に―. 漢字文化研究. 2014; 5: 7-56.

［11. 喘鳴は「ゼンメイ」か 「ゼイメイ」か］

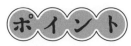

◆ 辞書上では「喘」に「ゼイ」の読みはない．
◆ 用語集も「ゼンメイ」が基本．しかし「ゼイメイ」が増えてきている．

　「喘鳴」をどう読むかは，筆者が医療関係者と話すときに注意深く聞いている単語の一つだ．体感的には半数近くは「ぜいめい」といっているように思う．また，

職種や年齢も問わないように思う．しかし「喘」を漢和辞典で引いてみても「ゼイ」という読みはない，「ゼン」のみだ．冷静に考えてみれば同じ「喘」の字を使う「喘息」を，「ゼイソク」というのは聞いたことがない．すると「喘鳴」を「ゼイメイ」を読むのは誤りということになる．しかしもはや誤りといって訂正してまわるにはあまりにも多くの人が「ゼイメイ」と読んでいるように思う．現状と背景，そしてこういった慣用音についてみていこう．

まずはどう読まれているか．医学用語集の取り扱いをみておこう．『日本医学会医学用語辞典』をはじめ多くの用語集では「ゼンメイ」とあるが，『リハビリテーション医学医療用語集』第8版[1]では，「ゼイメイ」とある．ほかに『呼吸器学用語集』の以前の版では喘鳴は「ゼイ」のところに配列されていた．

続いて一般の辞書類も確認してみると，『広辞苑』になんと「ゼイメイ」が立項されている．「ゼンメイの訛」として「ゼンメイ」のところに誘導され，「ゼンメイ」のところに解説がつくという形だ．辞書に項目として取り上げられるほど，「ゼイメイ」と読む人が多いと考えることができるだろう．

ではどうして「喘息」は「ゼイソク」と読まないのに，「喘鳴」は「ゼイメイ」と言われるのか．まず率直に思うのは，「喘鳴」はまさに「ぜえぜえ（ぜいぜい）」しているさまを表現しているから，その「ぜい」ではないかというものだ．そして，この直感はあながち間違ってはいなさそうなのだ．「喘」を「ぜいぜい」というのに当てている例を探してみると，たしかにそういうものが見つかった．

> 「終ひには息をきらして喘々［ぜいぜい］するのであるが」
> 　　　　　　　　　　　　　　　石川啄木『二筋の血』
> 「暖かいから脱ぎまして，包へ入れて喘々［せいせい］して」
> 　　　　　　　　　　　　　　　三遊亭円朝『敵討札所の霊験』

こうみると医学に限らず一般において，息をきらしている状態「ぜえぜえ」に「喘」の字を当てていることもあるようだ．こういう，音読みとオノマトペの類似から変化をしている例は，ほかにもある．代表的なものが「嗚咽」だ．「むせびなくこと」と「吐きそうになること」．どっちを連想するだろうか．「オエッ」という声につられて「吐きそうになること」という新しい意味はある程度浸透してしまっているが，

本来的には「むせびなくこと」だ．ほかにも「ブスッとする」につられた「憮然」の誤用，「こそこそする」につられた「姑息」の誤用などが挙げられている[2]．喘の「ぜい」もそれの仲間とみることができるだろう．

このような，辞書に載っていない音読みだが，定着している音読みは慣用音というカテゴリーに含まれる．ただその慣用音というカテゴリー自体がかなりあやふやなものであると指摘されている．辞書を引きくらべてみると，辞書によって定義が違うということが往々にしてあるのだ．慣用音とされていても，それまでに定着しているがために「誤り」とはいいがたい．辞書に載っている慣用音を使わずに日本語を運用するのは至難の業だろう．またそもそも慣用音とされているものが伝統的な漢音や呉音に位置付けられることもある．そのため慎重に扱う必要がある．

医学に関連する用語でいうと，「粘稠」が「ネンチュウ」か「ネンチョウ」か，「流涎」が「リュウゼン」か「リュウエン」かというようなことだ．どちらも「間違い」とされる「ネンチョウ」「リュウエン」が相当数存在していると思う．辞書に載っている読みがどうであるか，とこれを今後どのように扱っていくかはまた別問題だ．用語以外の話題でいうと「流れにさおさす」や「役不足」の意味について議論されるように，誤用が定着している場合もある．そういう場合はどういった意味合いで使ったのかを受け手は慎重に考える必要があるだろう．そうこうしているうちに誤用が新しい用法として定着するかもしれない．ただ学術用語に関していえばそういうファジーなものはできれば避けたほうがいい分野だと思う．

「喘鳴」に関していえば，用語集として「ゼイ」の存在を認めたうえで「ゼン」と読むべきという姿勢を打ち出し「ゼイ」勢の一掃をはかるか，「ゼイ」も認めるというふうにするか，なにかしら考えたほうがいいだろう．幸い「ゼイメイ」「ゼンメイ」の2種類があったところで同音異義によるミスコミュニケーションは生じないので，時間の猶予はあるだろう．

参考文献
1) 日本リハビリテーション医学会, 編. リハビリテーション医学医療用語集. 第8版. 文光堂; 2019.
2) 新野直哉. ひつじ研究叢書〈言語編〉第165巻 近現代日本語の「誤用」と言語規範意識の研究. ひつじ書房; 2020.
3) 石川啄木全集. 第3巻. 筑摩書房; 1979.

第4章 医学用語各論

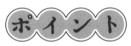 **誤読から変更された用語**

　肩甲骨に烏口突起という部分がある.『解体新書』をはじめとした江戸時代では「烏喙」と書かれていた.「喙」はくちばしの意味だ. これが昭和初期に「烏喙突起」に変更された. あまりにも喙がタクと誤読されるからだ. この時代というと歌人・詩人の石川啄木の影響か？　と勘繰りたくもなるが, 明治時代の解剖学書に早くも喙にタクというフリガナをつけるものがあったので, 啄木のせいにするのはかわいそうだ. 結局「啄」の字を使うなら同じような意味で「口」にしようということで終戦直後に変わり, 現在に至る.

12. 「熱発」は間違いか

ポイント

◉ 「熱発」は最近できた言葉ではなく, 遅くとも明治時代からある語である.
◉ 他の用語の要素となったり, 用語集に載ったりするのは「発熱」のみ.

　「熱発」という言葉は医療関係者であれば聞いたことや使ったことはあるだろう. そして一方で「発熱」という言葉もあり,「熱発」は適正でないという文脈で語られる.「熱発」は間違った言葉なのか, どう考えたらいいのか整理してみる.

　「熱発」に関する記述を見てみると, 平成27年度日本医学会分科会用語委員会で委員による発言のなかに,「呼吸苦」「呼吸困難感」などの適正でないとされる用語を述べる文脈 (p.167) で「熱発」が取り上げられている. また外国人技能実習とのかかわりで介護用語の簡略化に努める『やさしく言いかえよう介護のことば』[1]の

なかにも，「熱発」は通語であるから，不要という論拠で「発熱」とすることを推奨している．日本語学の方面からは笹原宏之氏が「『発熱』を看護師が『熱発』と言うのは，語構成を直感に合うように変えることのほか，切迫感のある変化を表現しようとして特殊拍を含む発音に変えるべく転倒させた結果であろう」⁶⁾[6]と指摘している．

　これをふまえて，用語としての適性をどう考えるかということと，「熱発」という語がいつからあって「発熱」との関係はどうなのかということとを分けて考えるのがよさそうだ．

　「発熱」は用語集にあっても，たしかに「熱発」は用語集に見られない．もちろん『早わかり看護聞き言葉辞典』²⁾[2]のように実際の用例に即した用語辞典には収録されている．用語として「発熱」を使うという理由として，『傷寒論』をはじめとして漢方の古典から長く使われている言葉であること，そのために「発熱性好中球減少」など他の用語の要素になっていることがある．一般の辞書をみても熱発は「発熱と同義」ということが載っている．そうであれば，「熱発」が同時に存在する意味は乏しいように思える．同じ意味の言葉が二つ存在してもしょうがないので，「発熱」のみを用語として使っていればいいという現在の方針は変わらないだろう．ただ「発熱」を用語として規定するのと，通語としての「熱発」の使用を推奨しないこととは異なる話なので，「熱発」という言葉が今後すぐになくなっていくとは思えない．少なくとも正式な場面では「発熱」と使うようにしていきたい．

　では「熱発」とは何者なのか．笹原氏は看護師という職種を指摘しているが，通語（業界用語）であるために正規の医学用語集には載らず，実際の用例に即している看護系の用語集に採録されただけで，使用業種自体は幅広いのではないかと思う．『日本国語大辞典』では1904年の福田英子『妾の半生涯』の用例を初出としているように，少なくとも100年以上前から存在しており，明治時代の医学ですでに「熱発」は見られていた．例えば1885年の講義録にも「熱発ヲ認ムルナリ」という表現が出てくる（「腎囲炎性膿腫」『順天堂医学』(15) p.7）．1906年の『日独羅医語新字典』では「熱発」は載っていても「発熱」が載っていないという事態まであった．江戸時代の用例をまだ見つけられていないが，遅くとも明治時代には存在していたことばということはわかった．「発熱」と比べて歴史は浅いとはいえ100年以上はある．

第4章　医学用語各論

次に語順の問題だ．語順がひっくりかえること自体は，現象として存在していて，例えば「健康」ということばは，「康健」というもともとあった語の語順をひっくり返してつくられたという．ひっくり返すことで新しい用語をつくろうとしたということだ．「治療」と「療治」など日本と中国で語順がひっくり返った語が併存しうることを中国語学者の荒川清秀氏は指摘している．「健康」や「治療」は2文字とも似たような意味合いの字なのでひっくり返ってもそこまで問題なさそうだが，「発熱」の場合は「熱を発する」というように語構成が少し異なる．語順転倒と語構成についての論考[3]をみると，こういう語構成を「客体-補足型」というところに分類していて，語順転倒つまりひっくり返った言葉が見つかるものを12対挙げている（そのなかに「発熱」はなかった）．「発砲-砲発」のように片方は見られなくなったものもあるが，「発」を使った熟語で他に転倒が起こっているものがあるというのは，有用な情報に思う．ちなみに「客体-補足型」で現在まで両方とも残っているものの例として「造酒-酒造」などが挙げられていた．この語順のことからいえるのは，例えば「発疹」を「疹発」といわないのは，たまたまそうだっただけかもしれず，このような類例があることをみるに語構成から「熱発」を誤りとするのは難しいだろうということだ．語構成に関していえば「定頸-頸定」「摘脾-脾摘」も「発熱-熱発」と同じ型に入るだろう．

最後になぜ二つとも残っているのだろう．この「発熱」と「熱発」が使われる場面は全く同じなのか，ということを考えると微妙に異なるという気もしてくる．筆者はこの差をうまく言語化できなくて困っていたが，はじめにあげた笹原氏の説明を読んでしっくりきた．

参考文献
1) 遠藤織枝, 三枝令子. やさしく言いかえよう介護のことば. 三省堂; 2015. p.69.
2) エキスパートナース編集部, 編. 早わかり看護聞き言葉辞典. 第2版. 照林社; 2009.
3) 王燦娟. 字順転倒の二字熟語について. 芸術工学研究; 2013 (19): 27-34.
4) 平成27年度日本医学会分科会用語委員会会議事録.
　 https://jams.med.or.jp/glossary_committee/gijiroku_h27.html
5) 荒川清秀. 漢語の謎. 筑摩書房; 2020.
6) 笹原宏之. 医学用語の特徴と医療の言葉. 田中牧郎, 編. シリーズ〈日本語の語彙〉7 現代の語彙―男女平等の時代. 朝倉書店; 2019. p.126-38.

13.「抗菌薬」か「抗生物質」か．「抗－生物質」か「抗生－物質」か

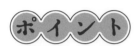

◈ 抗菌薬と抗生物質は，実質的にほぼ同義で使われているとみるべき．
◈ 抗生物質は「抗生－物質」であり「抗－生物質」ではない．

　抗菌薬，抗生物質，抗生剤……　似た用語が飛び交っている．似ているが，話し手も受け手も厳密に定義してやり取りしているわけではないのではなかろうか．話し手，受け手がどちらかが厳密に区別していたとして，両者が一致していなければコミュニケーションエラーになる．これらは，「厳密に区別されずに飛び交っている」という認識が共有されていればいい用語だと思っている．同様のことは感染症内科医の岩田健太郎氏の『抗菌薬の使い方，考え方』[1]の冒頭でも書かれている．
　用語集上の扱いはどうしていくかということになるが，現実的な落としどころとして参考になるものに厚生労働省健康局結核感染症課の「抗微生物薬適正使用の手引き　第2版」[2]とそれのもとになっている『日本環境感染学会　用語集・用語解説集　第4版』[3]がある．「抗微生物薬適正使用の手引き」のほうにはこのようにある．

> 　抗微生物薬等については，以下の様な詳細な定義があるものの，実際の医療では，抗菌薬，抗生物質，抗生剤の三つの用語は細菌に対して作用する薬剤の総称として互換性をもって使用されている．［中略］
> 抗微生物薬(antimicrobial agents, antimicrobials)：微生物（一般に細菌，真菌，ウイルス，寄生虫に大別される）に対する抗微生物活性を持ち，感染症の治療，予防に使用されている薬剤の総称．ヒトで用いられる抗微生物薬は，抗菌薬（細菌に対する抗微生物活性を持つもの），抗真菌薬，抗ウイルス薬，抗寄生虫薬を含む．
> 抗菌薬 (antibacterial agents)：抗微生物薬の中で細菌に対して作用する薬剤の総称として用いられる．

第4章　医学用語各論

> 抗生物質（antibiotics）：微生物，その他の生活細胞の機能阻止又は抑制する作用（抗菌作用と言われる）を持つ物質であり，厳密には微生物が産生する化学物質を指す.
> 抗生剤：抗生物質の抗菌作用を利用した薬剤を指す通称.

　この三つ（抗菌薬，抗生物質，抗生剤）が通用しているということは，論をまたないと思うが，今後どのように収束していくかと考えてみると，岩田氏の著作のタイトルにもある「抗菌薬」なのではないかと考えている．感染症家が好んでいるということを岩田氏は述べるがそれ以外にも理由は考えつく．一つは，抗真菌薬，抗ウイルス薬などと並んで，「抗○○薬」という語構成でそろえて，「細菌に作用する」ということを明確にできる．他は消去法で，抗生物質という用語は手あかがついており，抗癌剤の一種にもその範囲が及ぶこと，抗生剤は抗生物質のさらに俗語的な立ち位置にあること，が挙げられる．三つの用語が並立している状況はいましばらく続いていくものと思われる.

　ここでもう一つの話題である「抗生物質」という用語をみていこう．筆者はいつのことか忘れてしまったが，「抗生物質」を読み上げたアクセントから，「その読み方は，抗生−物質と解釈した読み方で間違っている．正しくは抗−生物質だ」というような指摘をうけたことがあり，かなりイライラした覚えがある．抗セントロメア抗体のように「抗」でいったん区切るような読み方ならよかったのだろうか．ではその人は抗核抗体も「抗」の後で区切って読んでいるのだろうか．アクセントだけで必ずしも語れる問題ではないと思うが，などと考えていた.

　それはそれとして，antibiotics という英語や「抗生物質」という日本語の字面からあれこれ分解してみて推測している人がいるが，結論からいうと「抗生−物質」だ．抗生物質（antibiotics）の定義づけは Waksman により 1940 年代前半に行われた．Merriam−Webster 辞典（オンラインで見られる英英辞典．その単語がいつから出現したかということを丹念に記載していてとても勉強になる）によれば，まず先に antibiotic substance という用語があって，その後に antibiotic に名詞の用法が生まれて antibiotics というようになったようだ．1948 年の井上憲政『カビとペニシリンの基礎的知識』[4] では，antibiotic を「抗生的」，antibiotic substance を「抗生物質」と訳している．もうここまでで，antibiotic（抗生）substance（物質）という構成になっているのは明らかだろう.

　ここでもう一歩先まで見ていこう．「抗生」が何なのかだ．もう一度 Merriam−

Webster 辞典を見ると，antibiotic の形容詞の用法は，Vuillemin（1889）"Antibiose et Symbiose"[5] の antibiose が英語に入って生まれたものだという．symbiotic というのは「共生」と訳される．生物同士が共存関係にある「共生」だ．ということは antibiotic はそれに対置される概念ということになる．ペニシリン開発でいうカビとブドウ球菌の関係ということだ．Antibiotic は 1944 年『医学用語集　第一次選定』[6] では「抗生」と訳されており，それ以前にもこの現象については例えば 1922 年の渡辺裕「糠味噌ノ殺菌作用ニ就テ」という論文[7] には「抗生現象」と書かれている．ということは，「抗生」は「生きているものに抗する」というように分解するのではない．「共生」が「共に生きる」なら，「抗生」は「互いに抗い生きる」ということになる．「抗菌薬」と「抗生物質」では「抗」の字の意味合いが異なるということだ．抗生物質を「抗−生物質」のように分けたがる人は「抗」の用法が他と同じであるという前提の上に言っているのだろうが，それは間違いだということができる．

参考文献
1) 岩田健太郎・宮入 烈. 抗菌薬の考え方, 使い方 ver.3. 中外医学社; 2012.
2) 厚生労働省健康局結核感染症課. 抗微生物薬適正使用の手引き. 第 2 版. 2019.
3) 日本環境感染学会. 日本環境感染学会　用語集・用語解説集　第 4 版. 2018. 日本環境感染学会ホームページ.
4) 井上憲政. カビとペニシリンの基礎的知識. 北光書房; 1948.
5) Vuillemin P. Antibiose et Symbiose. CR Assoc fr Av Sci. 1889; 2: 525-43.
6) 医学用語集第一次選定. 1944.
7) 渡辺　裕. 糠味噌ノ殺菌作用ニ就テ. 日本微生物学会雑誌. 1922; 16.
8) Waksman SA. What is an antibiotic or an antibiotic substance? Mycologia. 1947; 39: 565-9.

14. 「理学所見」か「身体所見」か

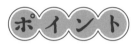

◈ 「理学所見は誤訳」説は日野原重明氏も述べるものだが，誤訳の事実は見つからない.

◈ Physical examination の意味する幅の増大が，この誤解を生んだと思われる.

◈ 用語としては狭義の「身体所見」のほうが適していると思われる.

　Physical examination の訳として「理学所見」を使うか「身体所見」を使うか.「身体所見」を使うように言われたことはあるが，その際に「理学所見」は誤訳であるという説明も聞いた覚えがある. 筆者はかつてこれについて調べたことがあり，必ずしも誤訳とは言いきれないということがわかった. 日野原氏を安易だと批判するつもりはないが，用語の歴史を知らずに，ある訳語を誤訳と判断することは慎んだほうがいいというメッセージを込めて，この二者を整理してみよう.

　まず日野原氏が述べているのは，physic は古い英語で「医学」を指し，physics は「物理学」を指すと指摘した上で，理学所見は physic と physics を訳し間違えたことによる誤訳だという. たしかに調べてみると両者の意味はその通りのようだ. すると physical は本来「医学」という意味だが，「物理学」だと勘違いして訳したということになるのだろうか. この問題は physic と physics との対立関係で考えるよりも，physical の意味とその翻訳という観点のほうがわかりやすい. Oxford English Dictionary では physical に，身体と物理という大きく二つの意味を載せる. ここにきて「身体」が登場する.

　Physical examination を診察のなかで行うことは，今でこそ当たり前のことになっているが，聴診器を使った聴診や血圧の測定などは18 ～ 19 世紀に出現した比較的新しい手法だ. このころに病歴の聴取だけでなく，客観的証拠（所見）を重視するようになる. Verghese[1] によると，physical examination をうたいはじめる教科書が

出現した 1850 年代当初は，客観的証拠によるものを physical examination と呼んでおり，いわゆる身体所見も，尿検査，病理学的検査までもこれに含んでいる．器具を用いたり，打診など音を媒介したりと「物理」的な方法によって得られた所見であった．いわゆる身体診察はその一部ということになる．その後検査器具や画像技術の向上により，これらすべてを physical examination としてひとくくりにするには膨大になりすぎてしまい，1950 年以降，例えば『ベイツ診察法』などで「身体診察に限って統合する動き」が出たという．つまり，physical examination は物理的な方法により得られた所見でもあり，身体診察によって得られた所見でもあったということだ．

　Physical examination の翻訳は，その概念の出現からそれほど経っていない明治初期には現れる．1875 年小林義直訳『内科必携理学診断法』，1875 年長谷川泰訳『華氏病理摘要』，1878 年岡玄卿訳『診断捷径』などに「理学的診断」として出てくる．当時は物理学という意味での「理学」は当初すでに physical の訳語として英和辞典に見えるので，これを用いたのだろう．当時からすれば当然の翻訳であったと思われ，誤訳ではないように思う．

　その後「理学所見」が訳語として定着したが，そうこうしているうちに本家の定義のほうが縮小したがために，原語と訳語とでズレが生じてしまっているというのが，実情ではないだろうか．

　以上，誤訳ではないと思われることを確認した．しかし「身体所見」をという声があるのは，その定義のズレへの違和感があるからではないだろうか．誤訳であるかというのと，用語として何を選択していくかというのは別個の問題だ．

　そこで用語集を見てみよう．しかし身体診察を中心に据えて扱う用語集というのは，ないように思われる．とすると用語集に記載があっても，各用語集にとってメインの守備範囲ではないので，そのあたりを割り引いて見る必要があるのは言うまでもない．

日本医学会医学用語辞典	身体的所見，身体的検査
循環器学用語集	身体検査，身体診察
外科学用語集	身体的検査，理学的検査，診察
大腸肛門病学用語集	身体検査

　用語集を見るかぎり，physical に対する「理学」という訳語は「理学療法」を除

第4章　医学用語各論

120

いて，ほとんど見られないといってもいい．そのため現状のまま「身体所見」を推奨するということ自体はよいと思われる．欲をいえば，このような分科会に属さない「医学総論」的な用語は日本医学会のほうで取りまとめてほしいところだ．

参考文献
1) Verghese A, Charlton B, Cotter B, et al. A history of physical examination texts and the conception of bedside diagnosis. Trans Am Clin Climatol Assoc. 2011; 122: 290-311.
2) 日野原重明. 日本語の医学用語と英語の医学用語の違い. 日本医学教育学会会誌. 2011; 10: 44-9.

15.「御侍史」と「御机下」のこと

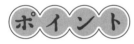

◈「御侍史」「御机下」はマイナーだが，古くからあり，誤りではない．
◈「御侍史」「御机下」は二重敬語でもない．
◈「（御）侍史」は目上，「（御）机下」は同輩という区別が書かれることがあるが浸透はしていなそうであり，無理に従う必要はないと思われる．

「御侍史」「御机下」などは，用語集に載るようないわゆる医学用語ではなく，厳密にいうと本書で主に扱っている対象ではない．しかし医療関係者が目にする用語のうち，かなり目にする頻度も高く，関心も高いと思われるので，これらについての知識を筆者なりに整理してみる．

「（御）侍史」「（御）机下」というのは，カテゴリーでいうと脇付と呼ばれるものだ．しかし脇付について調べてみると，「侍史」「机下」は載っていても「御」のつく「御侍史」「御机下」では載っていないことがほとんどだ．そこで調べる手立てがなくなり，困ってしまう．全国の図書館の参考調査に寄せられ，図書館員が調査を手

伝った事例を集めた，レファレンス協同データベースというのがあり，そこにも御
侍史，御机下についての質問と調査の事例がいくつか載っている．しかしそこでも
確たる情報を見つけられずに終わっているようだ．

　こうした情報源の不足から，「御侍史，御机下は二重敬語なので本来誤り」「御侍
史，御机下は医療関係だけで使われる」といった推測からくる言説が行われていて，
それがなかば前提のようになっている（m3.com が行った意識調査では，マナー講
師によるこうした説が披露されている）．ほかに『医師のための紹介状・返信の正
しい書き方』[1]でも御侍史は無根拠に「明らかな誤り」とされている．

　『日本医事新報』の質疑応答コーナー[2]でこの問題が扱われたことがあり，日本
語学の専門家の回答がなされている．そこでは古くからの用例を挙げて，「今日『御
侍史』と書く人は，その分だけ丁寧にという心遣いをしたまでであり，このことに
ついて正しいとか誤りであるとかを論じなくてもよいと思われる」とされ，明確に
誤りとするものではなかった．これら専門家の回答がもっと広まるべきだろう．筆
者も調べたものがあるので，以下に示していく．

〈御侍史，御机下は古くには戦国時代〜江戸時代にはみられる〉

　過去にやりとりされた手紙・書簡の類は，現代まで価値のあるものとして残され
ているものがある．特に偉人のものは残っていることが多いので，そこから御侍史，
御机下を探すことができた．

　まずは御侍史．江戸時代には福井藩主の松平春嶽宛の書簡に「御侍史」があり，
ほかにも連歌の研究のなかに江戸時代の「御侍史」用例がいくつかみられた．明治
に入ってからは福沢諭吉，南方熊楠，石川啄木などの著名人も「御侍史」を使って
いた用例が出てくる．医学方面からは池田謙斎という明治期の医学者の書簡につい
ての一連の研究（「池田文書の研究」）に，「御侍史」を使った書簡がいくつかある．
ちなみに医療かそうでないかを問わず，「○○先生御侍史」「○○殿御侍史」といっ
た形だ．

　続いて御机下．こちらは御侍史よりも用例が少ないが，戦国時代の連歌の世界で
の用例や，江戸時代には岩国藩士で歌人の熊谷直好の書簡に「御机下」があり，明
治期には，佐渡の鵜飼家文書の中に「御机下」（「御兄君様御机下」），福岡出身の実
業家向野堅一関連の書簡にも「御机下」（「○○殿御机下」）がみられた．ほかにも武
者小路実篤宛の書簡に「御机下」があった．むしろこのころの医療関係の御机下が
見当たらないくらいだ．

第4章 医学用語各論

　こうしてみると，現代まで残って，かつテキスト化されて利用できるごく限られた書簡にも「御侍史」「御机下」が見つかってくる．ということは，実際はもっともっと多くの例があっただろう．

　つまり，「御侍史」「御机下」という言葉そのものは長い歴史を有しており，それを誤りと断じるには無理があるということだ．

〈御侍史・御机下を誤用とする根拠は乏しい〉

　御侍史，御机下が誤りと考えられてしまうのはどうしてだろうか．いちばん単純なものは「広辞苑に載っていないから」だ．広辞苑に限らず，国語辞典は日本語の正しいものが載っていると思われがちだが，国語辞典は正当な日本語を提示するために作られたものではない．国語辞典に載っていないことばは，より大きな辞典に載っているかもしれないし，そこで正誤の判断を勝手にしてしまうのは受け手の問題だ．しかし実際，広辞苑に限らず，手紙の書き方の本にも「御侍史」が載っているものは少ないので，そこから誤りと思ってしまうのは無理もない．

　次にあるのは「二重敬語」という批判だ．「侍史」で敬意があるのに「御」があるから二重敬語ということらしい．この批判も的が外れている．まず二重敬語というのは文化庁の「敬語の指針」をみてみると「おっしゃられた」（おっしゃるという尊敬語に尊敬の助動詞がついている）のような例を指しているようで，御侍史のようなものを指してはいないようだ．二重敬語という名前ではないが，「先生様」のような敬称を二つくっつけるのは過剰とされることがある．おそらく「御侍史」を二重敬語という人は「先生様」に似ているものとして批判しているのだろう．「先生」「様」は敬称であるのに対し，「侍史」「御侍史」は脇付で，しかもそれ全体で一つなので，重なってはいない．そして敬称と脇付は同時に使うことができる．古い御侍史の例をみてみると「○様御侍史」「○先生御侍史」のようになっている．「御侍史」そのものの話に移ると，「先生様」と異なり，「御侍史」は侍史に「御」を付けたもので，脇付を二つ重ねたものではない．「御」はより丁寧にするためにつけられたものだろう．脇付には「御」以外にも丁寧にするためにつけられるものがある．例えば「玉机下」「玉案下」「貴床下」のように「玉○」「貴○」というのがある，「御○」にはほかに「御左右」「御座下」などがあるようだ．これらの例が示すのは，脇付をさらに丁寧にするために一文字足すのは「御侍史」以外にも用例がいくつもあり，やはりそれを理由に間違いと主張するのは無理があるということだ．

〈「御侍史」「御机下」をどう使っていくか〉

「御侍史」「御机下」の扱いの前に「侍史」「机下」の使い分けについて少し確認しておく．「侍史」「机下」は脇付のなかでも，手紙の書き方の本にはよく書いてあるものだ．そういった本には侍史は目上，机下は同輩というように書いてあることもある．そのため使い分けをもしするとしたら，こういった使い分けになるだろう．逆にネットをみるとそれ以外の使い分けをしているような言説をみかけることがある．それは「侍史」や「机下」という文字面をみて意味解釈を施して，後付けをしているもので，上に述べた以上の使い分けは不要だろう．さらには，使い分けが浸透していない（と思われる）以上は，使い分けに神経質になる必要もないだろう．

　ここまで「御侍史」「御机下」が誤りではないことを述べてきた．「御侍史」「御机下」を擁護している，正統と主張しているように思われたかもしれない．筆者としては特に「御侍史」「御机下」を広めようというつもりはない．せめて「誤り」という説をやめてほしいということだけだ．「侍史」を使おうと，「御侍史」を使おうと好きにしたらいいと思う．また，「御」を「おん」と読んでも「ご」と読んでもかまわない．どちらかを誤りとする根拠はないと思われる．

　「（御）侍史」「（御）机下」が話題になるのは，それだけ業界で広まっていながら，世間一般では使われないというギャップがあるからだろう．しかも何かしらの教育課程で教わることもなく，現場でなんとなく習得するものなので，慣用に従っていくことになる．そこに雑学的な「実は本来誤り」という説があると広まってしまいやすかったのだろう．現時点ではこれらの脇付は，もはや形骸化した礼儀となっているような気がしてならない．これは多くの医療者が感じていることではないだろうか．用語と違って，だれかが管理するわけでもない言葉なので，強制的に使用中止を呼びかけるのも困難だ．電子カルテのシステムにもうまいこと入り込んでいて，すぐになくなるものではないかもしれない．せめて余計な言説をはさまず，この言葉の行く末を見守りたい．

参考文献
1) 市村恵一，編. 医師のための紹介状・返信の正しい書き方. 金原出版; 1995.
2) 書簡の脇付について. 日本医事新報. 1990; 3436 号.
3) 手紙の脇付けの敬意. 日本医事新報. 2002; 4054 号. 151-2.
4) 安達洋佑.「先生」に「御侍史」は必要か. 臨床外科. 2005; 60: 1424-5.

第4章 医学用語各論

コラム 6 　印環細胞癌の「印環」とは

　印環細胞癌とは，形が指輪にみえる細胞を特徴とする癌の一種だ．印「環」で
あって印「鑑」ではない．実は，この「印環」は最大の国語辞典『日本国語大辞
典』に載っていない．そこでこの言葉がどう生まれたのか歴史をたどってみた．
印環にあたるドイツ語 Siegelring が明治時代の独和辞典でどう訳されているか
を見てみると「印章指環」「印附き指環」などがあるが，「印環」は見つからな
かった．Siegelring とは，日本では一般的ではないと思うが，紋章を彫り込んだ
大型の指輪をいうようだ．この癌細胞を Siegelringzellen と名付けたのは，
1896 年 Krukenberg（その名のつく Krukenberg 腫瘍とは転移性卵巣癌のこ
とで，この印環細胞が多い）によるものであった．そしてこれが日本に初めて紹
介されたのは，1911 年に出された貴家学而による論文「所謂クルーケンベルグ
(Krukenberg) 氏腫瘍ニ就テ」と思われる．そこでは「是ヲ訳シテ私ハ仮ニ印
環細胞ト申シマセウ」とあり，この貴家氏が作成した訳語と思われる．この
1911 年以降，印環細胞についての報告が続々とされるようになり，印環細胞の
ほかに，印「輪」細胞，指環状細胞などの訳語も使用されたが，1920 年代には
病理学の教科書に「印環細胞」という用語で載るようになった．初期の論文では
「刻印附指環の観を呈」するという前置きがあったことから，当時の人にとって
も「印環」自体がそこまでなじみのないものだったのだろう．

　「印環」は「印附き指環」「刻印附指環」といった言葉をもとに，字数を減らし
て簡単に呼べるように省略形として生まれたのではないだろうか．「印環」とい
う言葉も一般には広まらず，この特殊な癌の名前としてひっそりと現代まで残っ
ているというのは面白い．

コラム 7 　ある医学用語がいつ頃からあるのかを調べてみる

　第 4 章では，昔の医学用語を調べることで現代の疑問点を解くことを試みた．
自分でも調べてみる方がいるかもしれないので，いつ頃から使われているかをお
おまかに調べる方法を記してみる．筆者の我流なので，もっといい方法があるか
もしれない．

　まず，アクセスできるなら『日本国語大辞典』を引く．ここには語の初出といって初めて使われた用例が記されている．もちろんそれより遡れることも往々にしてあるので，西洋医学以前からあるかどうかのあたりをつけられたらよい．用語自体が載っていなかったり，初出の記載がなかったりするようであれば，北里大学による漢方テキスト複合検索データベース（https://www.kitasato-u.ac.jp/toui-ken/research/ishi_research.html）や漢籍リポジトリ（http://www.kanripo.org/）で，日中の漢方医学書を検索しておく．そこでヒットがあれば，その医学書の実際の文言をデジタルアーカイブなどで確認して字形や文脈を調べていく．漢方医学の文脈と西洋医学としての意味がずれていることもありうる．

　そこに現れず，どうやら蘭学以降の訳語と思われたら，幕末から明治初期に作られていることが多いので，もう少し特化した辞典（『明治のことば辞典』『現代に生きる　幕末・明治初期漢語辞典』など）を引いてみる．1906年の『日独羅医語新字典』や1910年の『和羅独英新医学辞典』は，国立国会図書館デジタルコレクション（https://dl.ndl.go.jp/）から閲覧でき，そこに載っていれば日本語用語から外国語用語を知ることができる．この外国語用語をもとに，明治初期の重要な用語集である1872年の『医語類聚』（上記デジタルコレクションで閲覧可能）も引いておけば，どのあたりが最初かをおおよそ推測することができる．電子ジャーナルが公開されているJ-STAGE（https://www.jstage.jst.go.jp/browse/-char/ja）では，明治時代の医学雑誌も多く公開されており，雑誌本文も検索できるので調査に有用だ．ただ文字認識が万全ではないので，検索ではずれがヒットすることが多いことも覚悟する必要がある．以上の方法では漏れがあるので，あくまで「おおまか」という認識でお願いしたい．

　そのあとは該当する分野を中心に，江戸時代から現代までの医学書，独和辞典などをひたすら調べていくことになる．この作業が最もたいへんだ．近年はインターネット上で多くの医学書が閲覧できるようになってきているものの，まだまだ大学図書館に眠っている資料は多い．「私がこの用語をつくった」と書いてくれたらしめたものだが，そうでないことも多いので調べものは尽きない．そこまで本気にならなくとも，インターネットである程度調べものができることを知っておくと，変な説に出くわしても自分で多少なりとも検証できる．

第4章　医学用語各論

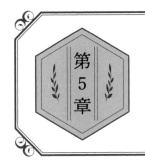

これからの医学用語

第1章から第4章にかけて，医学用語の現状をどう考えたらいいか，それに至るにはどういう経緯があったのかということをみてきた．医学用語も決まったものが固定されているわけではなく，時代とともに変わっていく．本書を書いている間にも用語を取り巻く環境は変わり，新しい用語が生まれているはずだ．最近では新型コロナウイルスに関連して，用語に関する話題も聞かれた．「清潔」「不潔」の意味合いが医療分野と一般でずれているというものや，「ロックダウン」「オーバーシュート」などなぜかカタカナことばが乱立したこと，「罹患」が読み間違えられて「羅漢」になっていることがあったこと，「武漢ウイルス」などと地名を冠して呼ぶことの是非などだ．

この章では，こういった現在から未来にかけての医学用語について扱っていく．一つ目は医学用語がどのように研究されているか，その視点をいくつか紹介する．二つ目には，現在，日本医学会の医学用語管理委員会で問題となっている，差別的表現を含む用語の問題について．三つ目には，医学用語の対外的視点（非医療関係者にどう説明するかの問題，介護用語の実践）を取り上げる．最後に，筆者の考える，これからの医学用語の整理に求められることを取り上げてみる．

1. 医学用語をめぐる最近の 研究・取り組み

現代の医学用語について，第2章や第3章の内容を踏まえて，すこし詳しくなっ

て用語集を引き比べることができるようになったとしよう．そうでなくても，用語集によって違いがある場合や，「これはどうしてだろう」という用語に関する疑問がわいてくることがあるだろう．そのいくつかについて実例を挙げて示したのが第4章であるわけだが，単純に解決できそうなものから，深く歴史を知らないと解決できなそうなものまでいろいろあることがわかると思う．すべてを一から調べるのはとても困難なことなので，背景の知識や，それぞれの語についての知識を与えてくれるのが，過去の研究だ．読者が想定する医学用語に関する疑問を，正面きって扱っている研究は多くないかもしれないが，この本では扱えない内容をさらに知りたい場合にこれから紹介する書籍，論文を参考にしてもらえればと思う．

1）医学用語の歴史

　医学用語のなかでもラテン語やドイツ語に関する本もいくつかあるが，それは置いておいて，あくまで日本語の医学用語について書かれているものを挙げてみよう．
　まず先駆的かつ，読み物として読めるものに，小川鼎三『医学用語の起り』[1]という本がある．戦時中に解剖学用語の改定に関わった当事者でもあり，かつ日本医史学会理事長を経験した歴史への視点もあり，読み物としてたいへん面白いものになっている．次に，小川徳雄，永坂鉄夫『医学用語．その批判的脱構築』[2]は，硬いタイトルながら，内容はかなり身近な読みやすいもので，英語医学用語の語源から，医学用語の漢字の読み間違いなどまで，幅広く医学用語で問題となる事柄を扱っている．
　研究として発表されているものには，明治時代を扱ったものに，澤井 直「医学教育における医学用語—用語の浸透と統一を中心に」[3]，昭和初期の激動の時代を扱ったものに澤井 直，坂井建雄「昭和初期解剖学用語の改良と国語運動」[4]がある．明治時代は，用語集もなく各自ばらばらであるように見えながら，東大を中心とした標準的な教科書が全国で使用されていたために，案外統一された用語を使っていたということ，そして用語集ができ始めた昭和初期には，戦局もあいまって「国語をもりたてる」運動があり，それに医学用語も影響を受けて，医学用語の統一と，簡略化が推し進められた，ということが述べられている．解剖学に限定すれば，木村邦彦『解剖学用語—史と語』[5]というものもある．
　各分野の用語についてその道の専門家が解説を加える形式のものはほかにもある．整形外科については国分正一『整形外科　用語のいざない』[6]，皮膚科については

西山茂夫『皮膚科の病名ア・ラ・カルト』[7] などがある.

2) それぞれの言葉の歴史

　用語のことを知るとっかかりになりやすいのは，総論的な内容よりも，具体的な用語だ．この用語はいつから使われている？　どういう経緯で使われるようになった？　といった疑問を解消するには，用語の過去を遡ることが必要になる．言葉それぞれの歴史のことを「語史」という．例えば「腺」という字は宇田川榛斎が造ったもので，1805 年の『医範提綱』ではじめて使用した．その本が広く読まれるとともに「腺」の字も使う人が増え，明治時代には文学作品にも登場するようになり，果ては中国や韓国にも伝わって使われるようになった．こういうのを「語史」（この場合は，「字史」ともいえる）といい，「腺」と「膵」については詳しくは笹原宏之『日本の漢字』[8] に載っている.

　以下にこれまで研究されてきている用語を列挙してみる．こういう文献にはじめて載っているというところを紹介するものから，関連する用語や翻訳方法まで詳しく論じるものまで温度差があるのが実際だが，とっかかりには小川鼎三『医学用語の起り』[1] か，杉本つとむ『江戸時代翻訳語の世界―近代化を推進した訳語を検証する』[9] をパラパラめくるのがよいと思う．また，一つ一つの語の歴史から，日本や中国でどのように翻訳などが行われてきたかの全体の流れを知るのには，荒川清秀『漢語の謎』[10] という新書があるので，おすすめだ.

> 扁桃腺（王・許 2005[11]）
> 甲状腺（松木 1968[12]）
> 麻酔（松木 2010[13]）
> 鎖肛・鎖陰など（松木 2019[14]）
> 動脈・静脈（松本 2008[15]）
> 筋（松本 2009[16]）
> 楔状骨・楔入圧（西嶋 2014[17]）
> 罹患（笹原 2006[18]）
> 病院・健康（荒川 2018[19]）
> 気管支炎（陳 2019[20]）
> 癌，鎖骨，橈骨，帝王切開，仙骨，寛骨，腟，烏口突起など（小川 1987[1]）
> 血圧計，幻覚，色盲，体温計，聴診器，内耳，分泌，免疫（沈 2017[21]）

癌，梅毒，失禁，便秘，消化，浣腸，結石，手術，特効薬，腔など（杉本 2015[9]）
痙攣，貧血（権 2020[22]，2021[23]）

3）学術用語としての側面

　医学用語を学術用語，専門用語の一つとして扱い，その実際上の問題点を洗い出すという研究もこれまでに行われてきた．このうち簡易化についてと，偏見をめぐる用語変更については次節以降に述べるので，それ以外について紹介しておこう．

　戦後の医学用語の標準化の取り組みが本格化するのは，1993年から1995年の『医学用語の標準化の調査研究』という研究プロジェクトに端を発する．その内容は開原成允「医学用語辞典の編集」[24]という形で簡潔にまとめられ，漢字の略字をどうするかの問題などについて書かれているが，個人的に大事だと思っている言及は，「私は，用語辞典（集）を作成する目的は，『用語に関して混乱があって世に不利益を生じる場合にその混乱を解消する』ために作成されるのが基本であると思っている」という記述である．このプロジェクトは文部科学省の学術用語集編纂の一つとして結実し，2003年に『文部科学省 学術用語集 医学編』が刊行された．

　開原氏と並んで生体工学用語辞典についての報告を行っていた香川靖雄氏は，「医学の専門用語の問題点」[25]という文章で，やはり漢字の略字をどこまで使うかという問題を挙げつつ，外国語のカタカナ表記をどうするか（酵素は「〜アーゼ」か「〜エース」かなど），倫理面への配慮（優性劣性 → 顕性潜性の提案はここに見える）などを挙げている．

　その後，用語委員会の委員長を務めてきた開原成允氏は，「医学用語の現状と課題」（2010年）[26]という文章で，用語の問題点を「不十分な標準化」と「難解さ」に分けた．不十分な標準化には，訳語が複数あることや，漢字などの表記に揺れがあることが示され，難解さには国立国語研究所の取り組みや差別用語の問題点にも触れられていた．2011年に開原氏は惜しくも急逝したが，その後も指摘された問題点に対する対応策の議論が続けられているといえよう．

　筆者は，「楔」を使う医学用語の読みの揺れへの問題意識から，医学用語を調べていくなかで，中央である日本医学会の標準化の取り組みが重要であり，かつ現状では不足していることを指摘した．

第5章 これからの医学用語

　日本語学の立場からは，笹原宏之氏が「学術用語と漢字」[27]という論文のなかで，文部科学省学術用語集（医学編はむしろかなり遅いほうで，数学，地理学，物理学等かなりの数がある）に使われている漢字のうち，常用漢字ではないものを取り出して，字種，字体，読みの揺れなどについての問題点の整理がなされた．学術用語は，常用漢字にしばられないはずだが，「学術用語審査基準」で原則を常用漢字としたために，学術用語もその影響を受けていることから，その実態を探ったものだ．笹原氏はその後これを推し進め，2016年の日本医学会シンポジウム「医学用語を考える―医療者・市民双方の視点から」で「医学用語の難しさ―漢字・日本語研究者及び患者の視点から」という発表を行い，さらに「医学用語の特徴と医療の言葉」[28]にまとめている．用語，発音，字種，字体，読み方，表記法というように広い視野から端的にまとめていることも重要だが，患者の体験として主に音声で医学用語を聴いて日本語学者がどのように感じているかということも記載しており，貴重な証言となっている．

　医学用語の研究は，標準化などに実際に携わっている人や日本語学からの視点が多いが，それ以外の医療関係者でも用語に関心のある人はわずかながら存在している．医療関係者からという視点でいうと，藤田浄秀「漢字の正しい字体について」[29]のように医学用語に使われる漢字から，戦後の漢字政策の批判を行うもの，久具宏司「膣，医学界では腟の不思議」[30]のように個別の字についての考察もみられている．筆者の研究やこの書籍もこれに類するものになるだろう．

　医学用語が現在進行形でどう議論されているかについては，日本医学会医学用語管理委員会の議事録が公開されているので，それを読むのが一番だろう．

　医学用語の研究は，医学そのものの知識と，日本語学の知識の両方が要求されるので，ハードルが高く，参入する人が決して多くない分野ではある．筆者の実感としては，調べられていないことがあまりにも多く，一人で一生涯かけても終わらないということだけは感じている．医学に限らず，専門用語の研究は似たような境遇にあるのかもしれないが，荒川清秀『近代日中学術用語の形成と伝播―地理学用語を中心に』[31]や，朱京偉『近代日中新語の創出と交流―人文科学と自然科学の専門語を中心に』[32]で植物学用語，音楽用語など，専門用語を題材とした研究は自然科学方面へと進んできているように感じている．医学用語の研究がさらに進むことを祈るばかりだ．

参考文献

1) 小川鼎三. 医学用語の起り. 東京書籍; 1987.
2) 小川徳雄, 永坂鉄夫. 医学用語. その批判的脱構築. 診断と治療社; 2006.
3) 澤井 直. 医学教育における医学用語―用語の浸透と統一を中心に. In: 坂井建雄, 編. 日本医学教育史. 東北大学出版会; 2012. p.295-321.
4) 澤井 直, 坂井建雄. 昭和初期解剖学用語の改良と国語運動. 日本医史学雑誌. 2010; 56: 39-52.
5) 木村邦彦. 解剖学用語－史と語. 姿勢研究所; 2011.
6) 国分正一. 整形外科　用語のいざない. 金原出版; 2018.
7) 西山茂夫. 皮膚科の病名ア・ラ・カルト. 協和企画通信; 1994.
8) 笹原宏之. 日本の漢字. 岩波書店; 2006.
9) 杉本つとむ. 江戸時代翻訳語の世界―近代化を推進した訳語を検証する. 八坂書房; 2015.
10) 荒川清秀. 漢語の謎. 筑摩書房; 2020.
11) 王 敏東, 許 巍鐘.「扁桃腺」という言葉の成立について. In: 国語語彙史研究会, 編. 国語語彙史の研究 24. 和泉書院; 2005. p.320-36.
12) 松木明知.〔甲状腺〕の語史学的考察. 日本医史学雑誌. 1968; 14: 9-14.
13) 松木明知. 日本麻酔科学史の新研究. 克誠堂出版; 2010.
14) 松木明知. 鎖鼻, 鎖陰, 鎖肛, 鎖宮の語史: とくに初出文献と初出年について. 日本医史学雑誌. 2019; 65: 329-40.
15) 松本秀士. 動脈, 静脈の概念の初期的流入に関する日中比較研究. 或問. 2008; 14: 59-80.
16) 松本秀士. 西医東漸をめぐる「筋」の概念と解剖学用語の変遷. 或問. 2009; 17: 49-61.
17) 西嶋佑太郎. 日本語医学用語の読みの多様性と標準化―「楔」字を例に. 漢字文化研究; 2014: 7-56.
18) 笹原宏之.「罹患」という語の最初の使用例. 日本医事新報. 2006; 4286: 100-1.
19) 荒川清秀. 日中漢語の生成と交流・受容. 白帝社; 2018.
20) 陳 力衛. 近代知の翻訳と伝播　漢語を媒介に. 三省堂; 2019.
21) 沈 国威. 近代日中語彙交流史　改訂新版新装版. 笠間書院; 2017.
22) 権 宇琦. 近代医学用語「痙攣」の成立と定着について. 立教大学日本語研究. 2020; 26: 142-54.
23) 権 宇琦. 医学用語「貧血」について. 立教大学日本語研究. 2021; 27: 119-44.
24) 開原成允. 医学用語辞典の編集. 専門用語研究. 1994; 8: 15-20.
25) 香川靖雄. 医学の専門用語の問題点. 日本語学. 1997; 16: 50-9.
26) 開原成允. 医学用語の現状と課題. 日本語学. 2010; 29: 14-24.
27) 笹原宏之. 学術用語と漢字. JSL 漢字学習研究会誌. 2010; 2 号: 1-14.
28) 笹原宏之. 医学用語の特徴と医療の言葉. In: 田中牧郎, 編. シリーズ〈日本語の語彙〉7 現代の語彙―男女平等の時代. 朝倉書店; 2019. p.126-38.
29) 藤田浄秀. 漢字の正しい字体について. 横浜医学. 2019; 70: 657-66.
30) 久具宏司. 膣, 医学界では腟の不思議. 日本漢字学会報. 2019; 1: 143-9.
31) 荒川清秀. 近代日中学術用語の形成と伝播－地理学用語を中心に. 白帝社; 1997.
32) 朱 京偉. 近代日中新語の創出と交流―人文科学と自然科学の専門語を中心に. 白帝社; 2003.
33) 笹原宏之.「鼠蹊」の語源. 日本医事新報. 2007; 4321: 116-7.
34) 西嶋佑太郎. 漢字研究最前線 医学用語の漢字漢語の研究. 漢字之窓. 2020; 2: 42-3.
35) 森 亘. 医学用語の標準化の調査研究. 文部省科学研究費補助金研究成果報告書. 1995.

第5章 これからの医学用語

コラム 8　日本製の漢字　「腺」と「膵」

　「腺」と「膵」は，江戸時代の日本で生まれた比較的新しい漢字だ．正確には，江戸時代後期の蘭学者である宇田川榛斎が，1805年に刊行された解剖学書『医範提綱』のなかで初めて用いた．このうち「腺」はそれまでそれぞれ「キリール」と発音から訳されたり，「濾胞」のように意味から考えて訳されたりしていた．当時はできるだけ既存の字を用いようとする風潮があって，宇田川榛斎の試みは画期的であった．「腺」と「膵」はどちらも他の用語とくっついて新たな用語を作りやすいこと，『医範提綱』が広く読まれたことから，個人発祥の文字であるのに現代では常用漢字表に入るほど広まるに至った．「腺」の字は中国にも渡り，現在も使われている．

📖 参考

　笹原宏之. 日本の漢字. 岩波書店; 2006.

コラム 9　用語の起こりを調べる難しさ―「麻酔」

　筆者は，医学用語がどのように生み出されてきたかに関心があるので，最初だれがどのように使い始めたかを調べることが多い．調べ方の一端については他のコラムを参照してほしいが，なかなかうまく調べられずに調査が止まってしまうことが多い．後で思わぬところから新たな知見を得て仮説を修正することもしばしばある．これは筆者だけではないようだ．

　麻酔科学史について多数の著作のある松木明知氏は，「麻酔」という用語の歴史について長年調査をされており，論考をいくつもだされている．松木氏ははじめ，エーテル麻酔を日本に紹介した杉田成卿（杉田玄白の孫）が1850年の著書で「麻酔」を使っていることを見つけ，杉田成卿の造語と思われることを発表した．その後，それより遡る1845年堀内素堂の『幼幼精義』という医学書に「麻酔」という語があることを見つけ，説を修正した．歴代のすべての医学書を読みつくすことができない以上，こういった説の修正が起こるのは当然のことなのだ．筆者が本書でもっともらしく経緯を述べているものであっても，いずれ別の

証拠が見つかれば修正される可能性がある.

　ちなみに実は 1834 年の宇田川榕庵『植学啓原』という植物学書に「麻酔」という語を見つけてしまった. 松木氏のものより 10 年ほど早まるわけだが, これも現時点での初出としかいえず, もっと早い例がみつかるかもしれない.

📖 **参考**

松木明知. 術語"麻酔"の初出と語義に関する最新の知見—堀内素堂の「幼幼精義」と杉田成卿「済生三方」. 麻酔. 2020; 69: 663-70.

2. 用語に潜む差別の問題

　医療というのは, 基本的には病める人を治したりケアしたりするものなので, 必然的にその用語も病気に関するものが多くなる. 病気というものは, できることならかからずに済みたいものだが, 避けては通れない. 仏教のいう四苦八苦の四苦 (生老病死) の一つに「病苦」があり, 根源的に苦痛として認識されているように, ネガティブなイメージはつきものだ. そのため医学用語に, ネガティブなイメージがつき, それを忌避しようとする感情が生まれるのは避けられない. では, ネガティブなものにポジティブな名称をつけたらどうかということになるが, そうしたところで, 本質の苦しみがなくなるわけではないし, 名と実が一致しないことになってしまう. 個人的には, どれだけ用語をこねくりまわしたところで, ことばからネガティブイメージを払拭することは不可能だと思っている.

　とはいえ, 病気に対する治療方法のなさや外見など, あるいは理解のなさから, いわれもなき差別が行われてきた (現に行われている) のは言うまでもない. これからとりあげる用語が表す疾病は, そういった差別があるがゆえに変更されてきた, またはされようとしているものだ. 差別や偏見という手垢が歴史の経過のなかでべったりついたものを変更することで, いったんリセットするという効果はあるのだろう. しかし, その言葉が指し示していた病気などがなくなるわけではなく, 世

第5章 これからの医学用語

間の偏見がゼロになるわけではないので，新しい用語に偏見や差別という手垢が再びついていくことになる．

　ここで用語と差別についてとりあげる理由は，近年この問題をめぐって用語の変更が行われてきているからだ．日本医学会医学用語管理委員会の 2010 年代後半の議題は半分くらいこの話題といってもいいくらいだ．言い換えというと，「痴呆」→「認知症」がもっとも有名だろうか．古くは精神科用語に関して，日本の精神医学の草分けとされる呉秀三が「○○狂」という用語を排したということもあった．その後，「精神薄弱」が行政用語として「知的障害」に変更されたり，「らい病」が「ハンセン病」に改められたりと，用語変更の動きは散発的にあって，最近では「優性／劣性」を変更する議論や，「障害」の表記をどうするかという議論がある．こういった問題を考えるにあたって，過去の事例はどうだったかを振り返ることで，今後の用語を考えるヒントを探っていきたい．どの例についても筆者は当事者としてかかわっているわけではないので，議論の推移を正確に記述できていない可能性があることをご了承願いたい．

1) 痴呆 → 認知症

経緯

　2004 年 4 月に「『痴呆』の呼称の見直しに関する要望書」が厚生労働大臣あてに提出された．提出したのは高齢者痴呆介護研究・研修東京センター長の長谷川和夫氏（改訂長谷川式簡易知能評価スケール HDS-R の開発者）ら 3 人だ．そのきっかけとなるエピソードとして，「痴呆」の予防介入をしようとしたときに，「痴呆」ではない高齢者から「なんだ俺たちは痴呆とは関係ないよバカにするな」という反発があったことが挙げられている（第 1 回議事録）．このように現場の医師から提言がなされ，その審議を行政にゆだねたといった特徴がある．これを踏まえて厚生労働省は「『痴呆』に替わる用語に関する検討会」を立ち上げ，計 3 回，半年にわたる議論を重ねた．ここでは医学用語ではなく「行政用語」としての病名の検討がなされることになった．またこれと並行して，日本老年精神医学会でも議論が行われることになった．

　議論の要点としていくつかみていく．まず「痴呆」に偏見があると思うかという認識について，第 2 回議事録に日本痴呆ケア学会の会員に対する調査では，「偏見がこめられている」の設問に「はい」が 31.8%，「いいえ」が 41.3% であった．日

本老年精神医学会の会員に対する調査では,「偏見や差別を招くと思うか」の設問に「思う」が 24.4%,「思わない」が 56.6% であった.一方パブリックコメントの意見募集では「不快感や軽蔑した感じを伴うか」という設問に,「伴う」56.2%,「感じない」36.8% という結果であった.現場の意見と世間の意見とで乖離があったことを示すものと思う.とはいえ,パブリックコメントに意見を寄せる人の意見という時点でかなりバイアスがかかっているというのを割り引いて考える必要はある.

　用語変更の必要性は三つにまとめられた.① 高齢者の尊厳を欠く表現であること,②「痴呆」の状態や症状について誤解を招く表現であること,③「痴呆」の診断や予防が進みにくいという弊害があること,の三つだ.差別偏見だけでなく,疾病内容への「誤解」という要素が入っていることに注目しよう.第 2 回検討会で,「認知障害」「認知症」「もの忘れ症」「アルツハイマー症」「記憶障害」「記憶症」の候補が出され,パブリックコメントで意見募集を行ったところ,1 位は「認知障害」22.6%,2 位に「認知症」18.4% であった.一般へのアンケートで「障害」がつく病名が 1 位であったことは,後述する「障害」表記の議論を考える一助になる.結局,「認知障害」という病名は,医学の別の文脈で認知障害ということばを使っていて混乱することから,2 位の「認知症」に決定した.ここで,アンケート後に却下するならなぜ候補にあげたのか,行政用語としての用語を決定するのに結局医学用語のことになっているじゃないか,というつっこみどころがあり,「結論ありき」との意見もある[1].

　2004 年 12 月に「認知症」にするという報告書が出され,行政,法令文書での用語変更,マスコミへの変更依頼などが出された.

　この経緯の詳細を知りたい方は,松下正明氏の論考[2]にまとめられているのでご参照いただきたい.

変更後の効果

　報告書が上がる直前の 2004 年 12 月には,はやくも新呼称を「看過できない」とする,日本心理学会,日本基礎心理学会,日本認知科学会,日本認知心理学会連名の意見書が出されている.理由は「認知」が不明瞭な概念で「何らかの変調が生じている」ことを指す表現がないことを挙げ「認知失調症」を提案した.「症」の意味づけへの意見として貴重だ.同様の意見は,小川・永坂[3]でもあり,「『症』とは(病)のしるしであって,症候(兆候及び症状 signs and symptoms)を意味するはずだから,『認知症』は『認知による症候』,『認知の症候』を意味することになり,

第5章 これからの医学用語

136

むしろ痴呆の正反対の意味にもとられ，いかにも拙劣な命名だ」(p.187) とある．
Cognition and Dementia 誌上で行われた病名変更をめぐるディベートでも反対派
の岩田誠氏が「症」の使い方に疑問を投げかける[4]．福武敏夫氏[1]もやはり同様の
意見を述べている．「症」については後にとりあげよう．

　しかしその後，2005 年に日本痴呆学会は日本認知症学会に名称を変更し，2006 年
に日本老年精神医学会総会で，医学用語としても「認知症」がふさわしいことを承
認した．そして 2008 年の精神神経学用語集でも「認知症」を学術用語として認めた．
医学用語として「認知症」はすでに定着しているといっていいだろう．

　加えて認知症関連の施策も行われ，「認知症を知り，地域をつくる 10 ヵ年構想」や，
認知症疾患医療センター運営事業などの，普及啓発，認知症施策が推進された．

　さて，当初の目的である差別偏見は減ったのだろうか？　朝田[5]は「今のところ，
名前を変えたことでスティグマが軽減したとも思われない」とし，また粟田[6]は「病
名変更が何をもたらしたか」というタイトルの文章を書いているが，「呼称変更が，
『痴呆』に対する無理解や偏見の解消にどの程度の効果をもたらしたか，正確なと
ころはわからない」としている．筆者の実感としては「認知症」「ニンチ」が新た
な差別用語になっているように感じている．

　そして，疾患に対する「誤解」はとけたのだろうか．たとえ認識が改善したとこ
ろで，それは普及活動の賜物であるかもしれず，用語変更の意義がどれだけ切り離
せるものなのだろうか．

2) 精神分裂病 → 統合失調症

経緯

　日本精神神経学会のホームページに資料として「用語変更の経緯」がまとめられ
ている．

　それによると，1993 年に全国精神障害者家族連合会が日本精神神経学会に要望書
を提出したのがきっかけで，その内容は「『精神が分裂する病気』というのはあま
りに人格否定的であって本人にも告げにくい」ということのようだ．

　これを踏まえて精神神経学会のなかでアンケート調査，シンポジウムなどが行わ
れた．議論の途中経過から要点を見ると 2000 年のパネルディスカッションで金吉
晴氏は「精神分裂病」という用語の問題点として，① ノーマライゼーションの観
点（病名への先入観が強いことから，病名告知の割合が非常に低い），② 医学的な

用語としての批判（精神が「分裂」するわけではない等）を挙げている．その背景には，精神分裂病の病名がつけられた当時には普及していなかった薬物治療が行われるようになって，「軽症化」がおき，疾病のもつ重大さが変化していたこと，そしてインフォームドコンセントということばが広まるようになり，自己決定権の行使のためにも病名告知の重要性が高まったことなどがあったのだろう．議論ののち「統合失調症」，「スキゾフレニア」，「ブロイラー病」の 3 候補に絞られ，病態と「症候群」であることが読み取れる「統合失調症」が 2002 年に学会で承認され，その翌月には厚生労働省にもその病名が認められた．

変更後の効果

　病名変更の効果として，まず強調されたのは病名告知についてだ．西村氏の調査[10] によると，病名告知をする医師の割合が 36.7% から 69.7% に増加し，新病名を使う割合も増えていった．ほかに，当初要望を出した家族や周囲については，家族会内で新病名を使うものの，世間では受け入れられていないと感じる意見が多かったという．佐藤[11]は，病名告知率の上昇と，入院患者の病名認識率の増加をもって臨床的意義があったとまとめている．

　ではスティグマ（差別・偏見）についてはどうなのだろうか．認知症の場合と同様に，厚生労働省が，精神疾患の正しい理解の普及啓発とリカバリーに向けた「こころのバリアフリー宣言」を 2004 年に出すなど，差別解消に向けた動きは促進されているようだ．日本の病名変更ののちに韓国，台湾，香港でも精神分裂病（症）からの病名変更が行われたことも肯定的な変化としてとらえられている．実際のスティグマについては例えば小池ら[12] などで一般人を対象にスティグマが減少していることを報告しているが，なにが減少に寄与しているかははっきりしていない．Yamaguchi[13] のシステマティックレビューでは，論文の調査方法がかなり不均一であることなどから結論を出せないとしている．Gaebel[14] では，スティグマが減ったとする報告も対象が医療関係者であったりして，本来評価するべき患者や家族への調査が不十分であることや，病名変更直後にスティグマが減っているように見えても，その効果が一時的に終わるかもしれないということを述べたうえで，病名変更でスティグマを減少させることには冷ややかな反応を示す．

　とすると結果的に偏見の解消というよりも，疾病の実態の変化のために病名変更が使われたようにも思える．そして当初の目的からずれたところで評価がなされているような感がぬぐえない．新病名の統合失調症であっても「糖質（統合失調症を

「統失」と略して，同音の語に置きかえたもの)」などといわれ差別的な略称が新た
に生み出されており，長期的な視点で用語の変更によって偏見が解消されるのかの
検証が必要だろう．

3) 血管炎の病名変更と，新型コロナウイルス

両者は固有名詞をどう扱うかという点で共通しているので，まとめて扱っていく．

血管炎

2012 年の Chapel Hill Consensus Conference on Vasculitis Nomenclature で血管
炎の分類，用語の改訂がなされた．そのまえの 2011 年の会議で，人名を用いた用
語の変更が提案されている．特に Wegener 肉芽腫症の由来になった Friedrich We-
gener が第 2 次世界大戦の際にナチスに加担したことが問題視された．認知症や統
合失調症と少し違うのは，ナチスに関連する用語を変更するという極めて政治的な
要素が絡んでいることだ．政治的であるとはいえ命名者がナチスに関与しているこ
とで心を痛める人がいるということなのだろう．この会議では冠名用語（人名や地
名）への変更策として，病態などから記述的に記載するという方法が提案された．
Wegener 肉芽腫症ならば「多発血管炎性肉芽腫症」といったかたちだ．高橋[19] に
よると，血管炎にはほかに「川崎病」「高安動脈炎」といった日本人の冠名用語も
含まれており，これらも俎上に載せられていた．高橋氏は，病態が不明瞭なものは
病態による記述が困難なものがあること，小児科などの関連分野と話し合わず血管
炎の分野だけで決めるのはよくないことを主張した．その後，2012 年の会議で，
80% の賛成（コンセンサス）を得たものが変更され，川崎病や高安動脈炎は 80% に
達しなかったので名称が残ることになった．

新病名に対する日本語病名も用語辞典に載るようになる．2013 年に日本医学会医
学用語管理委員会は，厚生労働省の要望を受けて，Churg-Strauss 症候群の新病名
の日本語病名を「好酸球性多発血管炎性肉芽腫症」とする通知を掲載した．そして
2018 年の「医薬品の効能又は効果等における血管炎に関する疾病の呼称の取扱い
について」で，血管炎の病名が添付文書などでも変更されることになった．

✿「医薬品の効能又は効果等における血管炎に関する疾病の呼称の取扱いについて」
別表

改正前の呼称	改正後の呼称
大動脈炎症候群	高安動脈炎
ヴェゲナ肉芽腫症	多発血管炎性肉芽腫症
Churg-Strauss 症候群	好酸球性多発血管炎性肉芽腫症
チャーグ・ストラウス症候群	
アレルギー性肉芽腫性血管炎	
シェーンライン・ヘノッホ紫斑病	IgA 血管炎
ヘノッホ・シェーンライン紫斑病	
アナフィラクトイド紫斑 （単純型, シェーンライン型, ヘノッホ型）	
アレルギー性紫斑病	
結節性動脈周囲炎, 多発性動脈炎	結節性多発動脈炎, 顕微鏡的多発血管炎

（厚生労働省. 平成 30 年 4 月 24 日[20]）

　アルツハイマー型認知症やトライツ靭帯など，冠名用語は医学用語のなかで数多くある．これらを一律にどうこうという議論は行いにくい．冠名用語は発見者などへの敬意がこめられていることや，病態や位置関係などでの記述が困難である場合に，簡便なラベリングとして用いやすいことがあるからだ．それに記述的な病名，例えば上に出てきた「好酸球性多発血管炎性肉芽腫症」などは，非医療関係者からみたら「わかりにくい，衒学的な」用語になってしまうだろう．現状いましばらくはこのまま冠名用語は残るのではないかと思うが，血管炎のように再考をする機会が今後も出てくる可能性がある．

新型コロナウイルスと感染症の名称

　COVID-19 と名付けられ，全世界に流行した新型コロナウイルス感染症（ウイルス名は SARS-CoV-2）は，中国で当初拡大したこともあって，「武漢肺炎」や「中国ウイルス」などの名称がこれみよがしに使われることがあった．発生地からの命名というのは珍しいことではないが，新型コロナウイルスの件ではこうした地名をつけることの裏に排外的な思想が見え隠れしていた．それに対して「差別的」「好ましくない」という意見もあって，「新型コロナウイルス感染症」「COVID-19」というニュートラルな名称が広がったのはよかったことと思う．

　地名をつけるのが「好ましくない」のは 2015 年に WHO が出した，感染症の命

第5章　これからの医学用語

名に関するガイドラインによる．このガイドラインができたのは MERS（中東呼吸器症候群）や豚インフルエンザで，中東地域への差別や食肉業者への風評被害が発生したことによる．このガイドラインでは記述的な用語をよしとし，人名や地名，動物名をつけるのを避けるべきとする（次頁表参照）．COVID-19 はそれにならっているといえよう．ただこのガイドラインは 2015 年以降の感染症の命名についてのガイドラインであり，感染症以外や過去の病名については対象ではない．ICD（国際疾病分類）の既存の病名には干渉しない，とある．固有名詞を全体的に避けるというのが，このガイドラインの特徴だろう．これを医学用語一般にまで広げるのは上に述べたように困難だと思うが，今後こういった視点を持つことが重要になってくるだろう．

病名に入れるのが好ましいもの

病名に入れるのが好ましいもの	用語の例
一般的な記述的な用語 （臨床症状，病態生理，感染臓器など）	・呼吸器，神経，出血性など ・肝炎，脳炎，脳症，腸炎，免疫不全など ・肺，心臓，胃腸 ・症候群，病，熱，不全症，感染症など
特定する用語 　年齢層 　時間経過，疫学の情報 　重症度 　季節性 　環境	若年性，小児，高齢者など 急性，慢性，一過性，先天性，動物原性など 重症，軽症など 冬季，夏季，季節性など 海洋，砂漠，沿岸など
原因となる病原体に関する用語	・コロナウイルス，サルモネラなど ・新型，変異型など ・サブタイプ，血清型など
検出・報告された年月の情報	2014, 3/2014 など
数字など	α，β, a, b, 1, 2, 3 など

（WHO のガイドライン[23] Table A を一部改変し翻訳）

🐟 病名に入れるのが好ましくないもの

病名に入れるのが好ましくないもの	用語の例
地理的な情報（都市，国，地域，大陸）	MERS（中東呼吸器症候群），スペイン風邪，リフトバレー熱，ライム病，クリミア・コンゴ熱，日本脳炎など
人名	クロイツフェルト・ヤコブ病，シャーガス病など
動物の種 / 属などの名称，食品名	鳥インフルエンザ，サル痘，貝中毒など
文化，職業の情報	レジオネラ，職業性，鉱夫など
不必要に不安をあおるもの	未知，致死性など

（WHO のガイドライン[23] Table B を一部改変し翻訳）

4)「奇形」をめぐる議論

経緯

「奇形」について医学用語全体の場で議論が交わされ始めたのは，2014 年度日本医学会医学用語管理委員会で「『奇形』という用語を考える」という議題が提出されたあたりからだろう．これは日本小児科学会の用語ワーキンググループ内の議論をもとにしたもので，日本小児科学会はこれまでにも，医学用語管理委員会の場で「障害」に関する用語の考え方を披露したり，古い用語を知らない世代との間で橋渡しができるように，旧用語も用語集に採録する方針を述べたりと，活発に活動してきた．その日本小児科学会が「奇形」について検討した理由は「患者さんや家族が不快に感じ，ときに尊厳を傷つけられたと感じることもある用語」(2014 年度議事録)であるからという．「奇形」以外にも「猿線」「牛眼」「猫鳴き症候群」などの動物の名称が用いられている医学用語も俎上に載せ，ワーキンググループを作る提案がなされた．

2016 年には小児科学会内の取りまとめとして「『奇形』を含む医学用語の置き換えの提案」(2016 年度会議資料)が出された．「奇形」に相当する英語用語が複数あることから，それぞれに対する置き換え（anomaly —先天異常等, deformity —変形, malformation —形成異常）もしくは「奇形」を「違形」とあてる代替案が出された．ほかにも先天性○○疾患や，○○病といった形で「奇形」を使わない用語の案が示されている．これについて各学会に意見を求め，それを踏まえて病名については「奇形」を言い換えていく方向とし，病名以外は引き続き慎重に議論する方向になった．

第5章 これからの医学用語

その後，日本小児科学会からの提案でワーキンググループができ，検討が行われている．

「障害」の議論に関連して指摘できるのは，ある日本語用語が問題だということになったときに，対応する英語が複数あれば，それぞれに対応する訳語を検討すれば解決していけるという先例になりうることだろう．

5）「優性 / 劣性」をめぐる遺伝用語の変更

優性 / 劣性を置き換えようという話題は新聞報道などでなされたことがあり，世間の注目を集めた．きっかけは 2017 年 9 月に日本遺伝学会が出版した『遺伝単』[25]で，「優性」「劣性」の表記を「顕性」「潜性」に改めようという提案が出されたことだ．それが報道され，医学用語管理委員会で早急に対応が必要とのことで 2017年 12 月にワーキンググループが組織された．この動きの速さは，日本遺伝学会と医学界との間で十分にすり合わせがされていなかったことが一因となっている．「優性」「劣性」はかなり広い分野で使用されている用語であり，その変更には用語を使用する学界全体でのコンセンサスの形成が必要だ．「奇形」で日本小児科学会が周囲と歩調を合わせ慎重に行ったのとは好対照だが，議論の展開はこちらのほうが速い．何をよしとするかによっても異なるが，やはり歩調を合わせたほうがいいだろう．

「優性」「劣性」を変更しようとする要因は，「優劣」という誤解をまねく命名であること，特に「劣性」にマイナスイメージがつきやすいことが教育場面からとりあげられたことにある．「劣性」へのマイナスイメージが偏見につながりうるという認識や実態と合致していないという認識自体はその後の検討でもおおむね共有されており，医学会分科会へのアンケートでも用語を変更することに関して過半数の賛同を得ている（アンケートは 2 回行われ，2018 年第 1 回のアンケートでは過半数に届いていない）．

その後 2018 年 12 月に日本医学会公開シンポジウム「適切な遺伝学用語のあり方」[26]が開かれ，日本遺伝学会や日本神経学会，報道関係などさまざまな立場からの議論がなされた．同じく 12 月の日本漢字学会でもワーキンググループの久具氏により口頭発表がなされた．2019 年 7 月には，医学界とは別の流れとして，日本学術会議が報告「高等学校の生物教育における重要用語の選定について（改訂）」[27]というのを出し，「呼び替えを歓迎する，あるいは許容する流れが確実にできつつあ

ると判断」して，高等学校の生物教育で学習してほしい語として「顕性」「潜性」を見出し語として掲出した．別個で議論が進んでしまっていることを受けて日本医学会は日本学術会議との連携が必要と申し入れた．日本医学会の方でも，最終的には日本遺伝学会の提案と同じ「顕性」「潜性」の方針とし，2020 年にパブリックコメントを募集した．2021 年には中学校の理科教科書で「顕性」「潜性」の用語が使われるようになり，2022 年 1 月には日本医学会から各分科会に向けて「優性遺伝と劣性遺伝に代わる推奨用語について（結果報告）」という文書が通知された．この文書では「顕性遺伝」と「潜性遺伝」が推奨用語とされ，5 年程度の移行期間が想定された．

　「顕性」「潜性」に至るまでの議論では，「顕性」にはさほど異論はなかったものの，「潜性」については異論が多かった．ほかの主な候補として「隠性」「伏性」があった．「隠性」は中国の用語とも一致している利点がある一方，「陰性」と読みが同じで混同しうること，これまたネガティブなイメージがつきうる欠点があった．「伏性」は他の候補と違って音声的に耳で聞いて区別しやすい利点がある一方，これまた「複製」と同音になってしまう欠点があった．「潜性」は，「顕性」とならんで日本でも過去に訳語として用いられた実績がある利点がある一方，「顕性」と読みが似ていて区別しにくいという欠点があった．とはいえ「潜性」には周辺分野で同音の用語がなく，アンケートでも「潜性」とする意見が多数であったのでこれに集約されたと思われる．

　この議論から学べることは，カバーする範囲が大きい語の変更はかなり慎重に行う必要があること，候補から選ぶのに際して他の用語との同音を避ける配慮を必要とすることであろう．

6)「障害」の表記をめぐる議論

経緯

　「障害」ということば，特に「害」にマイナスイメージがあるという意見は以前からあり，それがまず大きな議論となったのは，障害の書き換え「障碍」の「碍」を 2010 年の常用漢字表改定のときにいれるかどうかというタイミングだろう．その一年前の 2009 年，政府に「障がい者制度改革推進本部」が設置され，「法令等における『障害』の表記の在り方」が検討事項となっていた．この議論は 2010 年 11 月 22 日に「『障害』の表記に関する検討結果について」[29]として公表された．「障害」

「障がい」「障碍」「チャレンジド」などの語について賛成反対のヒアリングを行った結果,「現時点において新たに特定のものに決定することは困難」と総括した.常用漢字表の改訂に携わる文化審議会国語分科会漢字小委員会では,追加の字の意見募集で「碍」があったことを踏まえて検討し,選定基準(特に出現頻度と造語力)に照らして追加しないと判断した.その際「『障害』の表記として『碍』を使うことが,政府全体として合意されるのであれば」再検討するとした.その後,東京オリンピック・パラリンピックにむけた障害者のスポーツ参加促進のため,「障害」表記を検討するように求める決議が 2018 年 5 月 30 日に衆参両議院で採択された.それを受けて文化審議会国語分科会で議論が始まった.政府全体として合意したら議論するといったのに,合意に至る前の議論が文化庁に丸投げされてしまった形であり,文化庁が不憫である.そして「常用漢字表への追加を要するような『碍』の使用頻度の高まりや使用状況の広がりが生じているとは判断できない」として,2021 年 3 月に文化庁は「碍」を常用漢字表に入れることを見送るという見解を出した.とはいえ今後も議論は続いていくだろう.行政以外での検討としては,例えば NHK の第 1441 回放送用語委員会 (2019 年 11 月 22 日)[30] では,世論調査や障害者団体へのアンケート調査を経て,「障碍」表記に抵抗感がない人がわずか 9% だったことなどを総合的に考えて,「障害」表記の現状維持が妥当としている.

上記の経緯については,文化審議会国語分科会が出した「『障害』の表記に関するこれまでの考え方」(2018 年 11 月 22 日)にまとまっている.

考えうる効果と,筆者の意見

栗田・楠見[31] に,「障害」「障がい」の表記の差が障害者のイメージと交流態度を変えるかという調査結果が載っている.調査対象を,障害者に関するボランティア経験の有無で分けていて,ひらがなの「がい」にすることで効果があったのは,ボランティア経験のある対象者が障害者に対して抱くポジティブイメージの促進であり,ボランティア経験のない対象者に表記による差は一切認められなかった.その結論として,当事者とその近しい人にとっては変更の意義はあるかもしれないが,関係者以外にはそれほど強い効果を持っていないとしている.

これまでの認知症,統合失調症の用語変更と比較すると,認知症や統合失調症はことば自体ががらっと変わったのに対して,「障害」表記の議論は「しょうがい」ということば自体を変える議論にはなっていない.認知症や統合失調症では,その後の偏見が変わったかは微妙ではあるが,少なくともそれを契機に施策を推進しそ

れが受け入れられる素地を作ったという点で用語変更の意義があったのだろう．では「障害」の場合はどうか．あたりのよさそうな「障がい」表記でさえ，一般人のイメージを変えることができない結果が出ているとすると，「障碍」表記にもその力はないだろう．では施策を推進し，それが受け入れられる素地ができる変更かというと，国語課題小委員会の意見（2020年10月30日）[32] にあるように，「『碍』を追加することが，果たして障碍者政策をけん引していくような起爆剤となるかどうかという疑問もある」と言わざるを得ない．現に兵庫県宝塚市など「障碍」表記を採用している自治体もある．その自治体で爆発的に障害者政策が推進されているのだろうか．

乙武洋匡氏のブログ（2020年3月22日）「『障害』を『障がい』と表記しておけばいいだろうという安直さにドロップキック」[33] にある記述が率直にうなずける．

> 言葉だけを変えたって，何にもならない．もちろん，目の前にいる方が「その言葉はやめて」とおっしゃるなら配慮する必要がある．だからと言って，それを社会全体に当てはめて「これで障害者問題はOK」などと安心されてはたまらない．大事なのは「障害者」という呼称をなくすことじゃない．この社会から，できるだけ「障害」を減らしていくことなのだ．

表記の変更によっても偏見などのイメージもかわらない，変更されつつある現状で政策が爆発的に推進されていないのなら，変更になんの意味があるのだろうか．この議論が障害者施策ではなく，文化庁国語課題小委員会で議論されているのもおかしな話であるし，東京パラリンピックのための実績作りのための表記変更であるとしたら，そんなものはしないほうがいいだろう．

現行制度で自治体が「碍」を使うのを妨げないとしているので，それ以上の変更は不必要だというのが個人的な考えだ．常用漢字表に従う行政文書は「障害」と書けばよいし，そうでない文書や，特に当事者周囲の個人の使用は「障害」なり「障がい」なり好きにすればよい．ただ「障碍」は常用漢字に含まれるか否かを問わず，「常用」ではないので，差し控えたほうがいいと思っている．「しょうがい」という語を根本的にかえるような言葉がでてきたら，それにがらっと変えたほうがいいだろう．小手先で表記を変えたところで，「ガイジ（障害児を指すスラング）」「池沼（知的障害者を指すスラング）」といった言葉は変わらない．

医学用語の観点からいうと，以上の議論は disability に関するもののようだ．医

学用語では disorder などに対しても「障害」の語が使われている．ほかに「意識障害」「肝障害」などの「害」も変更するのかということになってくる．これはこれまでの議論と分けて考えたほうがよさそうだ．日本小児科学会では disorder などの「障害」はそのままにしている．「意識障害」などで「害」の字が使われることで偏見が助長されるという話は聞かないし，これを変更しなければならないだけの十分な理由付けはなさそうだ．すると disability のほうはどうするのかということになる．仮にこちらだけ「障碍」としたときに，むしろ「碍」に特殊な意味付けがなされ，この字が偏見の温床になる可能性がある．同じ意見が『マスコミ用語担当者がつくった　使える！　用字用語辞典』[34] にも書かれていた．

　さて，最後に「障碍」についてありえる誤解を紹介しておきたい．一般の人は往々にして，見慣れない字を旧字体と思うことが多く「障碍」は「障害」の旧表記，「碍」は「害」の旧字と考えてしまう．ここで生半可な知識があると，第2次世界大戦後の当用漢字のときに「同音の漢字によるかきかえ」の結果もたらされた改悪だと考えてしまう．これは誤解だ．「障害」の表記が検討されるなかで，もちろん表記の変遷も掘り下げられており「『障害』の表記に関する検討結果について」によると，江戸時代末期には「障害」表記があり，「障碍（礙）」（ショウゲ）のほうは仏教用語から転じて「さわり」の意味で使われていた．明治以降「障碍」が「ショウガイ」と読まれるようになり，「ショウゲ（障碍）」と「ショウガイ（障害）」とで使い分けられた時期もあったが，「ショウガイ」に対して「障害」表記が多数になっていったという．第2次世界大戦後の当用漢字で「害」は入ったが「碍」が入らなかったことで，「障碍」表記が一気に減ることになった．つまり，「障害」は「障碍」の代用表記として出現したわけではない．そして「碍」の字が見慣れないからといってマイナス要素の意味がある字であることにはかわりがないことにも注意したほうがいいだろう．そしてそもそも「障」の字も，どちらかというとマイナスイメージのつく字なのだが，不思議とあまり槍玉にあがらない．

7)「障害」と「症」と「病」について

　認知症の病名変更では，「障害」か「症」かという議論があり，「症」は不適切だという意見があった．統合失調症の病名変更では，それまでの「病」ではなく「症候群」としての「症」にしようという意見があった．これら「病」と「障害」と「症」について特に精神科領域で議論があるので整理しておこう．

　まず「障害」と「症」について．「精神障害」という言葉についての論考[36]のなかで「疾病性」「障害性」という視点が語られる．「医学一般において『疾病性』に相対する概念として『障害性』が取り上げられ，医療の範囲を越えて社会的，福祉的観点にはっきり押し拡げられたのは 20 世紀中期以後のリハビリテーションの時代からである」としたうえで，ICF（国際生活機能分類）で疾病と障害を分離しているが，精神疾患の場合は，疾病と障害との区別をつけにくいことを指摘している．つまり精神医学領域においては, disability と disorder と分けて「障害」表記問題を考えるのが困難であるということだ．そのためこの領域では他の医学分野と異なり（先んじて？），「障害」表記を変更する議論が行われている．

　疾病分類や診断基準となる ICD（国際疾病分類）や DSM（精神疾患の診断・統計マニュアル）で精神疾患の名称に disorder が使われるため，その訳語として「障害」が用いられてきた．例えば「双極性障害」「強迫性障害」などだ．精神医学領域ではこの問題に対して，DSM-5 を日本語訳する際の翻訳ガイドラインのなかで「障害」→「症」の変更を行った[37]．「障害」の語を使うときに disability との混同から「不可逆な状態」という誤解があること，児童青年期疾患の場合に「障害」の語が本人・家族に衝撃を与えることを理由としている．一方で過剰診断につながる反対意見もあり，児童青年期疾患，不安症などに限られた．さらに ICD-10 から ICD-11 に変わる際の日本語訳の大方針のなかで，「原則, Disorder を『障害』と訳さない．『障害』は Disability の日本語訳として使われていることを考えると，Dis-order は，やまいだれの中に正とかく，『症』が最も相応しい」とされた．新病名草案には「パニック障害」→「パニック症」のように，たしかに「障害」は併記されているものの，「症」に変わっていた．

　ここで気になる点は三つ．一つ目は「Dis-order」と「症」をあたかも漢字の構成が一致しているかのように対比されていることだ．「症」は形声文字であり，漢方医学でいう「証」から分離してできた字である．「正しい」という意味をやまいだれで否定するようなそういう会意文字ではない．この記述に筆者は心底がっかりし，「恥ずかしいからやめてほしい」とパブリックコメントに書いた．少なくともこういった説明は抹消してほしい．

　気になる点の二つ目は，「症」は「障害」の代わりになりうるかということだ．「認知症」の議論の際に異論が出たのはこのポイントで，「症」とは「症候」であるというのが批判の論拠であった．たしかに上に述べたように漢方医学の「証」から発している字であるので，もともと病名になりうる言葉ではない．しかし実際，病名

第5章　これからの医学用語

に「症」は用いられている．「高血圧症」「脂質異常症」は症候名ではなくもはや立派な病名として扱われているだろう．むしろ症候名は「高血圧」「脂質異常」となるのではないか．この指摘は「認知症」にかかわる反論を突き崩す目的ではない（筆者も「認知症」という用語は変だと思っている）．「症」が現在は多義的に用いられていることを認める必要があるということだ．「高血圧−高血圧症」の関係でみると，「症」の字は，症候名か疾患名かを区別する記号となっている．その点で「症」で病名を表すのは現状としてありうる話であり，『神経学用語集』第3版はこの区別を明確にしている．「認知症」のように，「症」をはずしても病気の症候などがわからない失敗作にならないのであれば，「障害」の変更先として「症」は受け皿になりうると思う．

　では「症」と「病」はどう違うのか．「精神分裂病」から「統合失調症」に変更になったときには，症候群であることから「症」に変更になったのであった．上の論理でも「統合失調」は（それ単体として使うことはないが）一種の症候として理解が可能だ．とすると，やはり多様な症候群としての性質を持つ「うつ病」は「病」でいいのかという指摘はあるのだが[38]，「障害」を「症」に変えたICD-11でも「うつ病」の言葉は残っている．厚生労働省の社会保障審議会の第22回委員会（2019年9月26日）で日本精神神経学会の神庭氏は「うつ病」はこの原則の例外として，「うつ病」という言葉が国民に認知されてきた経緯を評価した故のことと説明している．ほかに変更点としての説明のなかに「精神病」を「精神症」とする案が載っている．「精神病」が精神疾患全体と誤解されやすいことや「精神病」自体がもつスティグマを理由に挙げており，たしかに誤解は大きいと思う．部外者にとって抗精神病薬と向精神薬の区別は難しいだろう．その変更先として議論の途中としつつ「精神症」としている．さきほどの症候名と疾患名の区別のために「症」があるという論理からは外れた「症」の使い方だ．精神神経学会のやりかたをみていると「病」と「症」の明確な使い分けは感じられず，互換可能な用語として考えているようにも見える．これは精神科に限らないもので，肺MAC症という用語もあることを考えると，「症」の定義のあいまいさからくるものだろう．

　気になる点の三つ目は，「障害」→「症」を精神医学の分野だけですすめていることだ．Disorderという語は医学分野では広く使われるのに，その訳語を一分野だけで変えていいのかという問題がある．疾病性と障害性があいまいになっている精神医学に限る話なのか，医学全体に敷衍していくものなのか，今後検討していく必要があるだろう．

8) 偏見を理由とする用語変更をどうしていけばいいのか

いくつかの用語の変更過程から将来に向けて取り出せる教訓を探っていこう.

「認知症」については, 変更の主眼は行政用語か医学用語かという混乱があり, 行政が医学分野を気にして変更して, 医学分野が追認する変な形になっていた. 医学用語としての変更の場合はまず医学分野のなかで議論し, 行政に変更を働きかける「統合失調症」方式が好ましいだろう.

「統合失調症」については「成功例」とされることもあるが, ほんとうに偏見の解消について成功といえるのかの検証作業が必要だ. 偏見の解消のための用語変更というよりも, 病態との不一致や（インフォームドコンセント含めて）時代にあわせた施策を推し進める起爆剤としての用語変更の要素が大きいのではないかと思われた. 別にそういった要素があってもよいが, そこを区別して考えておいたほうがよいと思われる.

血管炎, 感染症からは固有名詞の功罪がうかがわれる. 記述的な名称は長い名前になってしまうので, 一般から「わかりにくい」と言われてしまう. かといって差別の温床となる固有名詞を野放しにはできない. 今後はそのかじ取りが求められることになるだろう.

「奇形」「優性 / 劣性」からは, 用語変更の手続きにおいて協調性が大事であること, 一方で慎重にしてばかりではなかなか進まないので, ある程度トップダウンが行える組織作りが必要であることも浮き彫りになった.

「障害」からは, 議論の錯綜ぐあいからみても, 小手先の表記変更では効果を期待できないと思われ, するならば「障害」の意味を明確に分類した上で, それぞれを完全に言い換える「奇形」の方式をとったほうがよさそうだといえる.

参考文献
［認知症］
1) 福武敏夫. 認知症と痴呆. In: 週刊医学界新聞. 2018.10.15. 漢字から見る神経学第 4 回. https://www.igaku-shoin.co.jp/paper/archive/y2018/PA03293_04
2) 松下正明.「痴呆」から「認知症」へ—stigma と用語変更. 老年精神医学雑誌. 2014; 25: 199-209.
3) 小川徳雄, 永坂鉄夫. 医学用語. その批判的脱構築. 診断と治療社; 2006.
4) 柴山漠人, 岩田　誠, 柳澤信夫. 認知症への呼称変更の功罪. Cognition and Dementia. 2006; 5: 335-44.
5) 朝田　隆. 認知症の名称変更—病名とスティグマ. Cognition and Dementia. 2013; 12: 95-9.
6) 粟田主一. 病名変更が何をもたらしたか　痴呆から認知症へ. 精神医学. 2018; 60: 1191-8.

第5章 これからの医学用語

7）松下正明. 偏見による病名変更―「痴呆」から「認知症」へ. 精神科. 2020; 36: 526-30.
8）笠貫浩史.「痴呆」と「認知症」について. 精神科治療学. 2020; 35: 1011-6.
9）山口成良. Dementia 痴呆（症）か, 認知症か. 精神神経学雑誌. 2010; 112: 589-93.

［統合失調症］
10）西村由貴. 病名呼称変更がもたらしたもの―「統合失調症」の経験から. 精神神経学雑誌. 2008; 110: 821-4.
11）佐藤光源.「精神分裂病」の病名変更は精神科臨床に何をもたらしたか. 精神医学. 2018; 60: 1183-9.
12）小池進介, 山口創生, 小塩靖崇, 他. スティグマの親子関係と, 統合失調症名称変更の知識がスティグマに与える影響. 精神神経学雑誌. 2018; 120: 551-7.
13）Yamaguchi S, Mizuno M, Ojio Y, et al. Associations between renaming schizophrenia and stigma-related outcomes : a systematic review. Psychiatry Clin Neurosci. 2017; 71: 347-62.
14）Gaebel W, Kerst A. The debate about renaming schizophrenia : a new name would not resolve the stigma. Epidemiol Psychiatric Sci. 2019; 28: 258-61.
15）岩舘敏晴, 牛島定信, 大野 裕, 他. Schizophrenia の訳語の歴史. 精神神経学雑誌. 1996; 98: 239-44.
16）佐藤光源. 病名変更は何を変えたか. こころの科学. 2005; 120: 9-13.
17）佐藤光源. 統合失調症―病名変更の波及効果と今日的課題. 精神神経学雑誌. 2008; 110: 849-54.
18）パネルディスカッション　精神分裂病の呼称変更に向けて. 精神神経学雑誌. 2000; 102: 962-97.

［血管炎］
19）高橋 啓, 鈴木和男, 佐地 勉. 川崎病の名前が変わる？― Chapel Hill Consensus Conference on Vasculitis Nomenclature 2011 会議から. 日本小児循環器学会雑誌. 2011; 27: 253-6.
20）「医薬品の効能又は効果等における血管炎に関する疾病の呼称の取扱いについて」（平成 30 年 4 月 24 日）（薬生薬審発 0424 第 1 号／薬生安発 0424 第 1 号）（各都道府県衛生主管部（局）長あて厚生労働省医薬・生活衛生局医薬品審査管理課長, 厚生労働省医薬・生活衛生局医薬安全対策課長通知）
21）高橋 啓, 大原関利章, 横内 幸, 他. 血管炎の新しい分類― 2012 Revised International chapel hill concensus conference nomencleture of vasculitis（CHCC2012）. 日本腎臓学会雑誌. 2014; 56: 70-9.
22）Jennette JC. Nomenclature and classification of vasculitis lessons learned from granulomatosis with polyangiitis（Wegener's granulomatosis）. Clin Exp Immunol. 2011; 164 Suppl 1: 7-10.

［感染症］
23）World Health Organization Best Practices for the Naming of New Human Infectious Diseases（WHO REFERENCE NUMBER: WHO/HSE/FOS/15.1, 2015 年）

［奇形］
24) 日本医学会医学用語管理委員会会議事録 2014-2019 年

［優性 / 劣性］
25) 日本遺伝学会, 監修・編. 遺伝単 遺伝学用語集対訳付き. エヌ・ティー・エス; 2017.
26) 日本医学会公開シンポジウム「適切な遺伝学用語のあり方」(2018 年)(音声データがネット公開されている http://jams.med.or.jp/library/sympo_kokai2018/index.html)
27) 日本学術会議「高等学校の生物教育における重要用語の選定について（改訂）」(2019 年 7 月 8 日)
28) 日本医学会医学用語管理委員会会議事録 2017-2019 年

［障害］
29) 「障害」の表記に関する作業チーム.「障害」の表記に関する検討結果について. 障がい者制度改革推進会議第 26 回 (2010 年 11 月 22 日) 資料 2
30) 第 1441 回放送用語委員会 (東京) 2019 年 11 月 22 日 「障害」の表記について. 放送研究と調査. 2020 年 3 月号, p.100-3.
31) 栗田季佳, 楠見 孝.「障がい者」表記が身体障碍者に対する態度に及ぼす効果. 教育心理学研究. 2010; 58: 129-39.
32) 国語課題小委員会における常用漢字表に関するこれまでの意見（案). 2020.10.30 文化審議会国語分科会国語課題小委員会 (第 38 回) 資料 4
33) 乙武洋匡氏のブログ (note).「障害」を「障がい」と表記しておけばいいだろうという安直さにドロップキック. (2020 年 3 月 22 日) https://note.com/h_ototake/n/n374c999c3693
34) 前田安正, 関根健一, 時田 昌, 他. マスコミ用語担当者がつくった 使える! 用字用語辞典. 三省堂; 2020.
35) 栗田季佳. 見えない偏見の科学─心に潜む障碍者への偏見を可視化する. 京都大学学術出版会; 2015.

［障害と病, 症］
36) 原田憲一.「精神障害」考─日本におけるその表記および用法に関して. 精神医学史研究. 2011; 15: 124-31.
37) 日本精神神経学会精神科病名検討連絡会. DSM-5 病名・用語翻訳ガイドライン（初版). 精神神経学雑誌. 2014; 116: 429-57.
38) 飯島幸生. 精神科診断における病と症─とくに「うつ症」について. 精神科治療学. 2020; 35: 1028-31.
39) 小山善子. 今後検討すべき用語─精神病, 精神障害, 病と症, 薬と剤の使い分け, など. 精神神経学雑誌. 2010; 112: 599-603.

第5章 これからの医学用語

3. 医学用語のわかりやすさ

　医学用語を使用場面で見たときに，大きく分けて医療関係者どうしのコミュニケーションと，医療関係者-非医療関係者の間のコミュニケーションとがある．医学用語の整理統一が必要とされる動きのなかでは，主に医療関係者どうしのコミュニケーションが前提とされやすく，概念を的確に表すかどうかや，情報伝達ミスを起こさないかが重視されやすい．しかし実際には医学的な知識は医療関係者だけのものではないので，専門家ではない非医療関係者に向けて用語を使うこともかなりある．そこで問題となるのが「用語のわかりやすさ」だ．こうした問題意識からくる取り組みと，それに対する筆者の所感を述べていく．

1）患者・家族など非医療関係者にどう伝えるか

　主に医学分野で，非医療関係者に向けてのコミュニケーションとなると，手術や処置の前の説明であったり，病状の説明であったりといったことがまず頭に浮かぶ．そこでコミュニケーションエラーが生じる原因はさまざまなものがあるだろう．「そういう説明を聞くことに対する不安や緊張がまさって説明内容どころじゃない」という心理状態もあるだろうし，「そもそも説明内容の概念が難しくて平易に説明されても理解しにくい」という医学の難しさそのものもあるだろう．「医療関係者が医学用語を説明なしに使ってしまう」というのもその一つだ．「予後」「侵襲」「寛解」などは医学用語とあまり認識されずに使われてしまっているように感じている．用語以外の視点については天野雅之『病状説明　ケースで学ぶハートとスキル』[1]などで，「伝える」ことのテクニックを扱っており，近年そういった伝達スキルに関する書籍が増えているように感じる．こういった伝え方の技法は，インフォームドコンセントが「一方的な説明と，何かわからないけど同意する」状態にならないために重要なことだろう．逆にこういった書籍で医学用語をいかに伝えるか，は大きく取り上げられていないので，そこはまだ取り組む価値のある部分として残っていると思う．

　そうした医療関係者と非医療関係者とのコミュニケーションに焦点をあてている

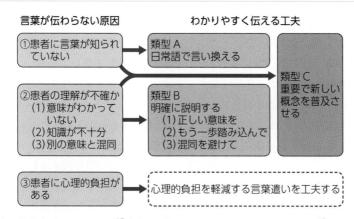

言葉が伝わらない原因　　　わかりやすく伝える工夫

（国立国語研究所ホームページ「『病院の言葉』を分かりやすくする提案」中の「『病院の言葉』を分かりやすくする工夫の類型」の図. https://www2.ninjal.ac.jp/byoin/）

のが，国立国語研究所「病院の言葉」委員会編著『病院の言葉を分かりやすく　工夫の提案』[2]だ．この成果は国立国語研究所のホームページ（https://www2.ninjal.ac.jp/byoin/）から見ることもできる.

国立国語研究所は，わかりにくい外来語の言い換えなどの提案を研究調査に基づいて行っている．外来語の言い換えは新聞で見かけたこともあるのではなかろうか.その組織が医療関係の用語を対象に据えたのは，インフォームドコンセントという言葉が広まって，非医療関係者が医療情報に基づいて判断を下す場面が増えてきたという背景がある．医療関係者が非医療関係者に，医療情報を分かりやすく伝えられていない，伝わっていないというのが調査によって浮き彫りになった．その要因を分析して，それぞれどのようにしたらわかりやすく伝わるかというのを各用語についてつっこんで提案を示している意欲的な成果だ.

この取り組みでは，言葉が伝わらない原因を三つに分けている．①患者に言葉が知られていない，②患者の理解が不確か，③患者に心理的負担がある，の三つだ.これらは用語に対する，認知率，理解率の調査から導き出されている．認知率が低いものが①に相当し，認知率と理解率に差が大きいものが②に相当する.

図をみるとわかるように，③については言葉の問題というよりも，心理的負担を取り除くような言葉遣いなど，まさに病状説明のテクニカルな部分が要求されるので，この取り組みでは対象になっていない.

①のような知られていない用語については類型A「日常語で言い換える」13語（エビデンス，誤嚥など）を，②のような意味が正確に知られていない用語については

第5章　これからの医学用語

類型 B「明確に説明する」35 語（炎症，ステロイド，貧血など）を，そして両方について新しい概念ゆえに理解がされにくいものについては類型 C「重要で新しい概念を普及させる」9 語（クリニカルパス，緩和ケアなど）を挙げている．

　この取り組みのいいところは「工夫の提案」としているところで，実際にどのように説明したらいいのか，具体的に提案をしてくれていることだ．例えば「浸潤」という語（類型 A）には「まずこれだけは」として「がんがまわりに広がっていくこと」という簡潔な言い換えを示している．そのうえで「少し詳しく」「時間をかけてじっくりと」というように段階を分けて説明の仕方の具体例を示している．それ以外にも，誤解の起こりやすいポイントや，わかりにくくなるポイントなどが示されている．ここに挙げられている言葉は医療関係者ならおおよそ知っているはずの用語ばかりであり，説明しろといわれればそれなりにできる「はず」のものなのであろう．そのため，「わかっているなら説明できるだろう」という前提で，物事が進んでしまっているように感じられる．しかし，説明の「型」を知らずに，その場その場で説明を行っていると，伝達ミスやあらぬ誤解を与えかねない．その「型」を提案するものとしてこういった取り組みは評価されていくものと思われる．

　この取り組みが出版されて 10 年以上が経過している．医療関係者と非医療関係者の認識の差をあぶりだし，それを埋めていく作業は，この 1 回の取り組みで終わってしまっていいものではない．疾患や病態を説明する簡易なパンフレットを作るだけでは，結局受け手（非医療関係者）の努力に任せていることになる．発信する医療関係者側が気を付けられることを探る試みが，それ以降，あまり活発になってないのは少し残念である．

2) 看護・介護分野で進められる用語の簡易化

　医学用語の分野で用語の簡易化を大幅に推し進める動きというのは，昭和初期に大きな盛り上がりがあったのだが，それ以降活発なものは起こっていない．それが今起こりつつあるのは，特に介護分野においてだ．

　背景にあるのは，2008 年から来日している海外からの看護師，介護福祉士の候補者だ．EPA（経済連携協定）によって志願してきているが，日本にいる期間で国家試験に合格しないといけない．看護・介護技術だけならまだしも，日本語という言葉の壁があり，さらに医学用語，看護・介護用語という高い壁がある．そこで看護・介護用語に焦点があてられるようになった．合格しないと日本に残れない制度など，

行政の施策そのものの問題が，用語の問題にすり替えられている印象もあって，割り引いて考えないといけないとは思うが，用語の難しさがハードルになっているのは間違いない．

　まずは介護用語について．留学生の日本語教育に携わる遠藤織枝氏らを中心に，介護用語の平易化が叫ばれるようになり，具体的な成果として，『やさしく言いかえよう　介護のことば』[3) が出版された．これは 2012 年から 3 年間にわたる研究の成果として 130 語の介護用語などを言い換える案を提案したものだ．

　具体例をみてみよう「I　介護用語編」では「入眠」→「寝付く」(p.19)，「更衣」→「着替え」(p.32)，「施行する」→「する・行う」(p.36) などが挙げられている．これは介護用語といいつつ，介護分野に限らず使われるもので，かつ，提案のように言い換えても問題はなく，たしかにわかりやすい．

　「II　医療看護用語編」では「頚部」→「首」，「残渣」→「かす」，「廃用症候群」→「生活不活発病」などが挙げられている．これには違和感を覚える人も多いかもしれない．というのは，医学や看護の分野で同様の簡易化の動きがないためだ．介護分野だけそのように呼んだところで，介護分野だけで独立しているわけではないので，病院・診療所から診療情報や看護サマリなどのやりとりがあるはずで，そこには「わかりにくい」用語が使われているままだ．「生活不活発病」という用語は，新聞では用例が増えていることを示しているが，これをいわれてピンとくる医療関係者がどれほどいるだろうか．「残渣」＝「かす」という日常語との対応関係を覚えておくことは，用語理解の上でもちろん大事なことだろうし，結局のところ学習者が 2 通りのことばを覚えることになってしまうことには変わりはないのだが，これでは介護以外の医療分野とのコミュニケーションを軽視してはいないか，と思えてくる．介護関係者が，非医療関係者への説明のために使うのなら，もちろんいいと思うが，介護関係者どうしの会話に使うようになっていくと，それ以外の業界との連続性が絶たれていってしまうのではないか．

　「III　外来語編」では「ADL」→「日常基本動作・日常生活動作」，「トランスファー」→「移乗・移乗介助」などが挙げられている．ADL などは，わざわざ日本語に言い換えなくてもいいほどに医療関係者一般になじんでいると思われるが，どうだろうか．

　この取り組みは「提案」として非常に大きな意味をもつ．しかし，用語施策として行うのならば，まずは看護・介護分野の用語統一から進めたほうがいいのではないかと思う．看護・介護分野で学会主導の用語集は見受けられない．実はこの光景

第5章　これからの医学用語

に既視感がある．それは先に少し触れた昭和初期に，医学用語をとにかく和語で言い表そうと主張する動きがあったことだ．当時は外来語排斥，日本語尊重という動きのなかで，白血球を「しろち」というような言い換え案が出ていた．しかし，それがすぐに採択されたのではなく，それよりもまず，不統一な医学用語を漢語を含めて穏当なところで統一すべきだよね，というところに落ち着いた，という経緯があった．

　なので，実際に介護用語改革を行うとしたら，ある程度トップダウンで行っていく必要があって，ボトムアップで用語を変えようとしても，それが「規範」だという意識にはなりにくいのではないか，と思う．

　実際にトップダウンと思われる成果は，看護師，介護福祉士国家試験の問題文の見直しとしてみられる．

　2010 年 8 月に厚生労働省医政局看護課から「看護師国家試験における用語に関する有識者検討チームの取りまとめについて」[4]（p.158〜9 参照）が，また 2010 年 10 月に厚生労働省社会・援護局福祉基盤課から「介護福祉士国家試験における難しい用語の今後の取扱いについて」[5]という報道発表資料が出た．これらは EPA による外国人候補者に対する配慮のために行われたものだ．医師国家試験についてこういうものがないのは，EPA で候補生が来ないからだろう．どうせならまとめて行ってほしいが，これが縦割り行政というものか．

　看護も介護も，方針はおおよそ共通していて，介護のほうから引用すると下記の通り．

> 1：易しい用語に置き換えても現場が混乱しないと思われるものについては，置き換え，ふりがな，複合語の分解，平易に表現するなどの方法で見直しを行う．
> 2：介護，福祉，医療などの学問上・法令上の専門用語は，原則として置き換えないが，難しい漢字にはふりがな，英字略語には正式名称と日本語訳をつけ，疾病名には英語を併記するなどの改善を図る．

　看護のほうの「とりまとめ」も示しているが，かなり穏当なところにおさまっているという感想だ．特に 1 の方針は看護・介護に限らず，すべての医療者について参考になる事柄だと思う．例えば「便秘予防」を「便秘の予防」とするなど，「て

にをは」を入れること．カルテが漢字の羅列になりがちなのは，経験している方が多いのではないだろうか．そこに「の」や「を」を軽く入れるだけでもかなり読みやすくなる．「体重増加をきたしやすい」→「体重が増加しやすい」という置き換えもかなり参考になる．ともすれば名詞や体言止めを多く使ってしまうのも，ちょっと意識して動詞を使うようにするだけでも，読みやすさは変わってくる．

2の，医学看護などの専門用語は置き換えないという方針は，なぜなのかというと，介護のほうの報道資料には，「専門用語は学問の体系を反映するものであり，一つ一つに厳密な定義があります．介護，福祉，医療等に関する専門用語についても，用語として定着させるまでの学問的・体系的な積み上げと長い歴史があります．これを易しい日本語に置き換えるなどすると，学問の体系が崩れたり，意味が不正確になるといったことがあり，現場に混乱が生じます．」とある．下痢，麻痺，白内障などの用語は手を加えず，ふりがなや英語の併記で対応するということになっている．遠藤氏の書籍に戻ると，「入眠」「施行」などは介護のみの専門用語とはいいにくいので，言い換えても問題ないし，むしろそのほうがわかりやすいだろう．しかし「頚部」「残渣」などは医学・看護でも使う専門用語なので，それを言い換えるのは問題がありそうということになる．

さて1の平易な表現というのは，看護・介護に限らず，医療関係者一般に通じる，身につけておいて損がない書き方だ．これに焦点を当てた書籍もいくつかあり，参考になるだろう．ひとつは先ほどの遠藤氏らによる『利用者の思いにこたえる　介護のことばづかい』[6]だ．これは文章表現だけでなく口頭でのコミュニケーションも含めて，敬語表現や擬音語，擬態語の表現など，無意識に使っていて，相手に伝わっていない，もしくは不注意に相手を傷つけてしまっているような表現に気づき，改めるきっかけを与えてくれる．介護分野が対象なので，とくに高齢者を相手としたコミュニケーションがメインであるが，医療一般でも高齢者の占める比重は大きいので，参考になる部分は少なからずあるだろう．

もう一つは，林健一『こうすれば医学情報が伝わる‼　わかりやすい文章の書き方ガイド』[7]だ．こちらは医学論文など硬めの文章をどうしたらわかりやすく書くことができるかという視点で書かれている．練習問題もあって，実践的だ．何を表しているかわからない「にて」や「における」の乱用など，硬い文章ではなくてもしてしまう「癖」を指摘してくれる，示唆に富んだ書籍だ．

第5章　これからの医学用語

「看護師国家試験における用語に関する有識者検討チーム」とりまとめ　概要

1．はじめに

○ 経済連携協定（ＥＰＡ）による看護師候補者への対応に関連して、看護師国家試験における用語を見直すべきではないかと指摘されているところである。一方、看護師国家試験は、看護師として必要な知識及び技能を問うものであり、医療安全の確保のためには国家試験の質保証が求められる。これらを背景に、現場に混乱を来さないことに留意して、一般的な用語等の置き換え及び医学・看護専門用語についての対応策等について検討を行った。

3．平易な用語に置き換えても医療・看護現場及び看護教育現場に混乱を来さないと考えられる用語への対応

○ 看護師国家試験で用いられている一般的な用語（医学・看護専門用語以外の用語）について、医療・看護現場、教育現場に混乱を来さないこと及び医療安全の確保に十分に留意しつつ、以下の方針で見直しを行う。

【対応策1】難解な用語の平易な用語への置き換え
- 医療・看護現場における慣用的な表現は、平易な用語を使って置き換える。
  - 例）体重増加をきたしやすい　→　体重が増加しやすい
- ただし、医療現場で慣用的な表現として広く定着しているものは置き換えない。
  - 例）膀胱留置カテーテルを挿入する

【対応策2】難解な漢字への対応
- 平易な用語に置き換えられない常用漢字以外の用語にはふりがなを振ることを検討する。
  - 例）脆弱　→　脆弱

【対応策3】曖昧な表現の明確な表現への置き換え
  - 例）食事はｲﾝｽﾀﾝﾄ食品ばかりである　→　食事はｲﾝｽﾀﾝﾄ食品ばかりを食べている

【対応策4】固い表現の柔らかい表現への置き換え
  - 例）入院となった　→　入院した

【対応策5】複合語の分解
- 長い複合語で分解しても問題ないものは、間に「てにをは」を入れる。
  - 例）便秘予防　→　便秘の予防

【対応策6】主語・述語・目的語の明示
- 日本語として不自然でない範囲で主語、述語、目的語などを明示する。
  - 例）80歳の女性。自宅で長男と2人暮らし。明け方にトイレに行こうとして廊下でつまずき転倒し、左大腿骨頸部骨折と診断され固定術を受けた。
    ↓
    Ａさん（80歳、女性）は、自宅で長男と2人で暮らしている。Ａさんは、明け方にトイレに行こうとして廊下でつまずいて転倒し、左大腿骨頸部骨折と診断され固定術を受けた。

【対応策7】句読点の付け方等の工夫

【対応策8】否定表現はできる限り肯定表現に転換

【対応策9】意味が分かりやすくなるよう文構造を変換
  - 例）眼瞼と下腿の浮腫に母親が気付き来院した。
    ↓
    母親がＡちゃんの眼瞼と下腿の浮腫に気付き、来院した。

【対応策10】家族関係の明示
- 問題文の登場人物の続柄が複雑な場合は、家族関係を図示するなど工夫する。

2. 経済連携協定による外国人看護師候補者の日本語習得等の状況と課題
○ 看護師国家試験問題に解答するためには、看護師として現場で働く際に求められる日本語の読み書き能力より高度な日本語の読解能力が必要とされている。
○ 一方、医療現場では患者・家族及び医療関係者とのコミュニケーションを適切に行うことや、医学・看護専門用語を正確に理解し、薬剤等を確実に照合することが不可欠である。医療安全の観点からも、相応の日本語の読み書き能力が必要である。看護師国家試験においてはこのような能力を有しているか否かについても問うことができるよう問題を作成する必要がある。

4. 医学・看護専門用語への対応
1）対応方針
○ 専門用語は学問の体系を反映するものであり、一つ一つに厳密な定義がある。医学・看護専門用語についても、用語として定着させるまでの学問的、体系的な積み上げと長い歴史とがある。これを平易な日常語で表現すると、学問の体系が崩れたり、意味が不正確になったりすることがあり、現場に混乱を来す。したがって、医学・看護専門用語の置き換えは行わない。しかし、看護師候補者の負担を軽減するための対応策として、以下の方針に沿って対応する。

【対応策11】疾病名への英語の併記
● 医学・看護専門用語のうち、医療現場において診療録では疾病名が英語で記載されることが多い。チームで医療を行う上で看護師も英語で記載された診療録の疾病名を理解することは重要であり、看護師国家試験の試験問題において疾病名に英語を併記することは適当である。
　　例）糖尿病　　→　　糖尿病
　　　　　　　　　　　　diabetes mellitus
　　　　白内障　　→　　白内障
　　　　　　　　　　　　cataract

【対応策12】国際的に認定されている略語等の英語の併記
● 国際的に認定されている略語等があるものは、その用語に続けて併記する。
　　例）日常生活動作　　→　　日常生活動作（ADL）

【対応策13】外国人名への原語の併記
　　例）エリクソン　　→　　エリクソン, E. H.
　　　　　　　　　　　　　　Erikson,E.H.

【対応策14】専門用語の置き換え等は文脈によって判断する

2）留意点
○ ただし、薬剤名は医療・看護現場で英語が用いられることは少なく、日本薬局方での用語と英語表記が必ずしも一致しないこと、症状等を表す用語は日本語で理解できないと容態の異常の発見が遅れる可能性があることなど、医療安全上の観点から、これらの用語への英語併記は行わない。
○ 処置（手術を含む）、検査、検査値、身体部位に関する用語等については、英語や国際的に認定された略語を併記すべきか否かの明確な基準を一律に示すことは困難であり、試験委員会において医学・看護学等の専門家による個別の判断が必要である。

5. おわりに
○ 看護師は、医療関係者と患者・家族とで構成されるチーム医療の一員として、高い専門性を有することが求められる。そのような能力を適正に評価し得る看護師国家試験の課題について、医療安全の確保に十分に留意しつつ、現時点で可能な検討を行った。
○ このとりまとめは、対応策の基本的な考え方と少数の事例を示したものに過ぎず、試験委員会において、これを目安として個々の問題文や用語に即した個別の専門的な判断が行われることが期待される。

（「看護師国家試験における用語に関する有識者検討チームの取りまとめについて」[4]より概要）

第5章 これからの医学用語

各種サマリや情報提供書など，情報伝達を主目的とした文章がこのようにすっきり書かれていたら，コミュニケーションエラーも多少は減らすことができるのではないだろうか．

3) 医学系教育のなかでの用語問題

筆者は医学教育のなかで，日本語の医学用語について教育を受けた記憶はない．おそらくどこも同じような状況ではないかと思う．医療を学ぶ側も教える側も，ただでさえ覚えることが多いので，日本語について関心を示している余裕はないだろう．すると身近な人が使っている通りになんとなく使っているのが大半なのではないか．

何も教育がない状態で，医療分野に進もうという人がどれくらい医学用語の漢字を読めるのかというのを調査したものがある．橋本ら[8]は医療系大学生（K大学M学科，S学科とのみ書かれている）の1年次の学生を対象に，読みテストを行い，その正答率を調べている．その問題を見てみよう．みなさんは全部ちゃんと読めるだろうか．正答率の表を掲げているが，医学を学び始める前は，これくらいの正答率ということだ．これがこの後，教育のなかで用語の読みをしっかり教わるかというとそうではないのが問題で，よくわからないまま教育を終えている可能性もある．この論文の結論と同じく，それまでの教育との橋渡しとなるような教育が必要だろう．

🎵 読みテストに出題した医学用語一覧

1. 尾椎	21. 頬骨	41. 芽細胞
2. 疾病	22. 腋窩	42. 口蓋
3. 癒合	23. 照射野	43. 側弯
4. 胸腔	24. 糸球体	44. 橈骨
5. 腸間膜	25. 胆嚢	45. 徐脈
6. 腓骨	26. 剖検	46. 灰白質
7. 耳介	27. 踵骨	47. 乏尿
8. 吻合	28. 外顆	48. 血漿
9. 痙攣	29. 狭窄	49. 頭蓋
10. 鼻漏	30. 仰臥位	50. 脊髄
11. 上顎	31. 僧帽弁	51. 跛行
12. 嚥下	32. 頸動脈	52. 褥瘡
13. 気胸	33. 腰椎	53. 乾癬
14. 膝蓋骨	34. 脛骨	54. 蠕動
15. 濾過	35. 罹患	55. 腱鞘
16. 亢進	36. 麻痺	56. 喘息
17. 造瘻	37. 眩暈	57. 網膜
18. 気瘤	38. 穿刺	58. 会陰
19. 肩峰	39. 塞栓症	59. 腹腔
20. 靭帯	40. 腎盂	60. 腹臥位

(橋本美香, 他. 川崎医学会誌一般教養篇. 2009; 35: 27-33[8]. 表 1)

🎵 読みテスト実施結果

	2007 年 M学科	2007 年 S学科	2008 年 M学科	2008 年 S学科
正答率平均 (60 点満点)	19.4 点	25.9 点	17.9 点	16.7 点
正答率	32.4%	43.2%	29.8%	27.8%

(橋本美香, 他. 川崎医学会誌一般教養篇. 2009; 35: 27-33[8]. 表 2)

医学と漢字を冠した書籍はこれまでいくつか出版されているが,「学習」をメインにした書籍はあまりなく,漢字や読みの間違いがぼろぼろと見つかるものだった.しかし近年,「医学用語を学習する」ことを主目的にした書籍が出版されるようになってきている.

園田祐治ら『医療にかかわる人のための漢字ワークブック』[9]は，最もしっかりしたもので，6回分の医師国家試験から対象となる漢字を抽出し，読み書きの練習問題を多くつけている．日本語が母語の人もそうでない人も使えるように英語の用語も併記されている．読みや字体の選択などもおおむね適切であり，医療の漢字を学ぶものとして十分に「使える」教材になっていると思う．日本語学習者を対象としたものには，『上下ルビで学ぶ 介護の漢字ことば』[10]があり，さらに初学者にとって学びやすいものとなっている．

ほかに，看護に絞っているが『看護学生必須の漢字・熟語5日攻略問題集』[11]というのもある．こちらはより国家試験対策に焦点をあてているが，コンパクトに医療系の漢字の読み書きを問題集にまとめており，手軽さという点で評価できる．

用語改革ももちろん必要だが，用語集を反映した学習教材を作成し，そして教育現場で活用していくことが，長い目で見ると用語の統一への近道ではないかと思う．

4）「わかりやすさ」は良いことだけなのか

専門外の人が用語をみて，その意味内容がわかりやすい，というのはコミュニケーションが円滑に進んでいいことのように見える．難しい用語よりもわかりやすい用語のほうがいい．そこに議論を挟む余地はなさそうであるが，わかりやすいことによる弊害ということにも少し触れておこうと思う．これは，専門用語を使う身内意識が薄れるからとか，偉ぶることができないからとか，そういう問題意識によるものではない．

特にそのことを感じるようになったのは，2020年9月に安倍晋三氏が内閣総理大臣を辞職したことにまつわる言説をみてのことだ．安倍元総理大臣の政策の是非など政治問題を云々したいのではない．辞職の理由は第1次のときと同じく，体調を考えてということで，そしてその持病は「潰瘍性大腸炎」という病名であった．辞職に対する驚きや，それ以前の政策の批判などもあったと思うが，病気自体を軽んじて批判する言説がちらほらみられたということに，筆者は暗澹たる気持ちになった．第1次の辞職のときも「おなかが痛くなってやめた」など揶揄する発言が報道でなされて問題視されたことがあったので，予想されていたことではあった．しかし，ふと，同じ炎症性腸疾患である「クローン病」なら同じ程度の批判だっただろうかということに思い至った．病名のわかりやすさが，病気そのものの軽視につながっているのではないか，という懸念だ．「潰瘍」は2字ともに常用漢字の仲間入

りをはたし，「腸炎」だけならどんなものかなんとなく想像はつく．これらを組み合わせた「潰瘍性大腸炎」という病名からは，難病指定になるような重篤な疾患であることは読み取れない．ほかにも例えば「もやもや病」という病名でその病気の重篤さが伝わるだろうか．

これらの病名を難しくしろというつもりはない．ただ「わかりやすい」ことによるコミュニケーションエラーが起こりうることを示しておきたい．1）で紹介した『病院の言葉を分かりやすく』で，認知度が高いのに，理解度が低い言葉（類型 B）というものがあった．例えば「ショック」は認知率が 94.4% なのに理解率が 43.4% しかない．「ショック」ということばは日常語でも使う，いってみれば「わかりやすい」用語だ．そのために一歩間違えると命を失う重篤な状態だということは伝わりにくいのではないか．例えば仮に「生命危機状態」といわれたら，「ショック状態」にくらべて重篤な印象になると思う．

わかりやすさは，わかったつもりで誤解するもとになるということだ．誤解は，用語の重要な機能である情報伝達機能を損なうものになる．そのためにもあまりに日常語に近いものはかえって危険であるという意識も持っていたほうがいいと，筆者は思う．

参考文献・資料
1）天野雅之. 病状説明　ケースで学ぶハートとスキル. 医学書院; 2020.
2）国立国語研究所「病院の言葉」委員会, 編著. 病院の言葉を分かりやすく　工夫の提案. 勁草書房; 2009.
3）遠藤織枝, 三枝令子, 編著. やさしく言いかえよう　介護のことば. 三省堂; 2015.
4）「看護師国家試験における用語に関する有識者検討チームの取りまとめについて」2010 年 8 月 24 日, 厚生労働省医政局看護課, 報道発表資料.
5）「介護福祉士国家試験における難しい用語の今後の取扱いについて」2010 年 10 月 15 日, 厚生労働省社会・援護局福祉基盤課, 報道発表資料.
6）遠藤織枝, 三枝令子, 神村初美. 利用者の思いにこたえる　介護のことばづかい. 大修館書店; 2019.
7）林 健一. こうすれば医学情報が伝わる!!　わかりやすい文章の書き方ガイド. ライフサイエンス出版; 2014.
8）橋本美香, 名木田恵理子, 田中伸代, 他. 医療系大学生における医学用語の読みの力に関する調査. 川崎医学会誌一般教養篇. 2009; 35: 27-33.
9）園田祐治, 稲田朋晃, 品川なぎさ, 他. 医療にかかわる人のための漢字ワークブック. 国書刊行会; 2020.
10）にほんごの会企業組合. 上下ルビで学ぶ 介護の漢字ことば. スリーエーネットワーク; 2021.
11）飯田恭子. 看護学生必須の漢字・熟語 5 日攻略問題集. 土屋書店; 2014.

第5章　これからの医学用語

4. これからの医学用語に求められること

医学用語は長い年月の積み重ねで問題点を多くはらんでいた．偏見の問題や簡易化の問題は現在取り組まれているもので，これらに関しては議論が続くことで一定の成果を上げるだろう．しかし，今はあまり積極的には取り組まれていないけれど，解決していったほうがいい事柄もまだまだある．最後に「これからの医学用語に求められること」としてそれをまとめてみたい．この項は，私たち一用語ユーザーにとっては，あまり意味をなさないかもしれないが，人によってはひょっとして将来用語整理に携わるかもしれず，また現に用語整理に携わっていることもあるかもしれない．用語整理に携わっていない，外野から見た率直な意見として，そういった方々の思考の整理に役立てば幸いである．

1）用語集，用語辞典に関して

まずは医学分野内の問題である用語集や用語辞典に関して．これについてはすでに医学用語管理委員会で，現在進行形で議論されているところではある．筆者として今の取り組みに希望をいうとするならば，トップダウンで物事を推し進める権力を付与することだろう．中国では，全国科学技術名詞審定委員会という組織が，広汎な分野の用語に関する専門機関となっており，2020年にも『生理学名詞』第2版，『病理学名詞』を出すなど積極的に活動している．さらにそのオンライン版の用語集「術語在線」(https://www.termonline.cn/index) は，用語を検索すると，さまざまな用語集を串刺し検索できる優れものだ．例えば「炎症」をいれると医学，免疫学，水産学の用語集がヒットしてその内容を見ることができ，さらに「炎症」を用いる用語のリストも見られる．検索回数1億回突破を謳っており，人口の差で割り引いてもかなり使われているのではなかろうか．これだけでも，用語施策において日本は中国にかなり遅れをとっていると思うし，こういったトップダウンの組織化が医学に限らず重要と思われる．

とはいえ，現状いきなりそれを求めるのは理想論にすぎるので，現実的にできることを列挙していく．

A. 用語集のデジタル化

　各用語集の体裁の項目で見てみたように，現在多くの用語集があり，それぞれが独自の方法で作成している．用語集の重みは各学会によっても異なるので，単純に用語の日英対訳を行うものから，濃厚に用語解説を行うものまである．用語集によって出版社は異なり，WEB をメインにして書籍として発行しないところもある．

　学会独自の取り組み自体を否定するものではないし，それは今後も続けていくべきものではあるが，共通する書式は少なくとも必要になるだろう．その目的は用語集間の統一にある．そのためにはデータとして共有できる形にしておくのが簡便だ．もちろんこのようなことは既に提案され，進められていることではある．例えば形成外科学用語集は，日本医学会医学用語辞典 WEB 版のプラットフォームと共通させて検索することを可能にしている．現在の動向を踏まえ，日本医学会医学用語辞典の体裁で統一できるように各学会が引き続き活動していくことが必要だろう．

　これにはもう一つメリットがある．紙ベースで用語集を作成しているところでも，学会ホームページなどから検索しやすくできることだ．紙媒体しかないガイドラインと同じで，紙媒体の用語集をいくら出版しても，参照されなければ意味がない．往々にして用語集は値段が高い．これでは意識の高い有志しか参照はせず，臨床で忙しい人々は病棟などにある便覧みたいなもので済ますのが精一杯になってしまう．スマートフォンで用語集にアクセスしてすぐに検索できれば，用語集の意向も伝わりやすいのではないだろうか．使いやすさを考えると，用語集を PDF 化して公開しているところも，あと一歩，日本循環器学会や日本糖尿病学会のように検索できる形にすると，より使いやすくなると思われる．

B. 用語集の内容の公開，共有

　上の内容と重なるが，用語集は使われなければ意味のないものと思う．出版されているならまだ入手のしようがあるが（それでも高いと手が出ないので，結局使われず意味がない），筆者でも見ることのできないような，学会会員限定の用語集に果たしてどれほどの意味があるのだろうか．これには，入手閲覧が極めて困難な用語集も含む．そもそも論に戻れば，用語集のうち特に各学会が発行しているものは，なかでも専門性が高いものであるので，学会会員くらいしか利用する人がいないであろうから問題がない，という意見もあるだろう．とはいえ，専門分野「内」の人が使っている用語を，専門分野「外」の人が目にすることが全くないということはありえない．とすれば，専門分野「内」のみで完結していいということにはならな

第5章 これからの医学用語

いと思うのだ．せめて公開していくことが，用語集に意味をもたせ，用語統一にも寄与することにとって重要なことであるだろう．

C. 用語の採録範囲の検討

用語集を見ていて思うことは，「なぜこの用語はこの用語集に載っているのだろう」という語がちらほら見えることだ．逆に「なぜこの用語はしっかりとした記述が見当たらないのだろう」という語もある．これは各用語集がどの範囲の用語を採録するかという問題になる．用語集を引く人にとってこういった問題を回避するために，整理しておいたほうがいいと思う用語集の範囲の境界はいくつかある．

〈C-1. 他分野の用語〉

医学分野は多くの学会に細分化されてはいるが，完全に独立していることはありえず，他分野とも多かれ少なかれ関連がある．そのため他分野の用語を必然的に使用することになる．ひょっとすると用語集を確認したいときは，その分野の中心的な用語よりもむしろ辺縁にある用語かもしれない．自らの分野の用語の検討は行っていても，他分野の用語のアップデートを反映していないことがある（痴呆 → 認知症の変更はしばらく反映されていなかった）．他分野に属するあるいは重複しうる用語は，今一度掲出する必要があるのか，あるなら他分野で用語の変更が行われていないかチェックが必要だ．

〈C-2. 旧用語〉

医学用語は医学の進歩とともに増え，古い用語は使われなくなっていく．それ以外にも定義の変更などで使われなくなった用語もある．こういった旧用語をどこまで採録するかという問題がある．現在の用語だけを採録していたら，用語集を見て用語が見つからないときに，載せ忘れたのか，用語が変更になったのかわからない．そのため変更があれば，何回かの改訂までは新用語に誘導するようにしたり，新用語に旧用語を併記したりといった配慮が必要だろう．日本小児科学会のように旧用語は旧用語として記載するのが望ましい．日本産科婦人科学会のように変更についてをコラムにするのもよいし，日本整形外科学会のように改訂経過を書いておくというのもよいだろう．

〈C-3. 医学一般（身体所見，症状など）の管理〉

　これらの用語は，どの用語集がメインで採録するか，決定しているのかはっきりしていない．しかし専門性の高い用語に比べると，こういった用語は分野横断的に使用されるために，使用頻度は圧倒的に多い．疾患特異的な症状や身体所見は各学会が記載していることが多いが，「呼吸困難」「構音障害」のようなありふれた症状の名前は，どこかの学会が責任を持つわけでもない．「呼吸苦」「呼吸困難感」というバリエーションがでてきたときに正誤の議論をする下地がそもそもしっかりしていないのだ．「予後」「転帰」「侵襲」といった，一般では使わないが，医学用語ではよく使うような言葉も，十分に用語管理がされているかというとされていないだろう．

　こういった用語は各学会が努力するというよりも，これらを管理する枠組みが必要と思う．『日本医学会 医学用語辞典』でもこういった用語はもちろん採録されている．しかし仮に日本医学会の用語が標準として確立したところで，こういう用語を調べるときにこれを見る人がどれほどいるだろうか．となると，身体所見，症状，一般医学用語といったものだけを取り上げた用語集，用語一覧を作成しておくのがベストだと思う．これは医学を学習し始める人にとっても有用と思われ，教育にも使えるのではなかろうか．

D. 用語に付随する情報，用語集の体裁の統一

　分野によって扱う用語は大きく異なる．アルファベットの略語が多いところ，漢字語が多いところ，学名や和名を示すのがメインのところ，などだ．それぞれに合わせて用語集の体裁は決まり，英→和だけのものや，日本語メインのものもある．ただ用語を分野間ですり合わせるためには一用語に付随する情報と，用語集の体裁がある程度一致している必要がある．筆者が思うには，一つ一つの用語にせめて備わっていてほしい情報は，英語と日本語の各用語，ありうる接尾辞などのバリエーション，用語の読みだ．当たり前のようにみえて，この情報がそろっていない用語集はかなり多い．この基本を踏まえたうえで用語解説や他国語を併記するのは各分野の裁量でよいと思う．この基本からは，備えてほしい体裁も導かれる．英和索引と和英索引だ．WEB上であればどちらからでも検索できるようにすることがこれに該当する．

　もちろんこの主張には，日本語用語を軽視してほしくないという筆者の思いがかなりこもっている．

第5章 これからの医学用語

E. 用語集の凡例の作り方の統一

現在多くの用語集があって，凡例にもかなり差があることを以前の章で確認した．訳語の作りかたにこだわりを持つのはよいのだが，読みの考え方や字体の考え方が学会によってブレブレな実態は何とかする必要がある．

まずはこの本よりもしっかりとした参照先である，学術用語審査基準を見ておくことだ．総論的には，用語の採録範囲，MeSH（Medical Subject Headings. アメリカの国立医学図書館が定める用語集）などとの関連付けの有無などを，各論的には，字体字形についての扱い（どちらでもいいものを「どちらでもいい」といかに明言するか），特殊な読みの例示はあったほうがいいだろう．用語のバリエーション（摘出［術］のようなもの）の示し方，特に注意を要する訳語の解説も含めておいたほうがいいと思う．

要するに凡例をしっかり作ろうということだ．

F. 不統一な箇所の統一

本書のコンセプトである「どちらでもいいが，なんでもいいわけではない」というのは，不統一が現状あることを追認するもので，それが好ましいというつもりではない．ある程度さまざまな分野の用語の揺れについて見通しが立てられるようになった時点で，「楔」の読みをどうするか，「蛋白」か「タンパク」かなどの不統一は，定めていってしまったほうがいいだろう．このあたりは各学会の努力云々ではできないところであり，取りまとめる組織があったほうがスムーズであるように思う．

一方で，「頚」「頸」のような異体字の問題，「粘稠」は「ネンチュウ」「ネンチョウ」かなどの慣用音の問題などの「どちらでもいい」ことは，「どちらでもいい」ということを明記する勇気が必要だろう．

2）非医療関係者へ向けての視点

A. 用語自体の見直し

文字は「書く」時代から「入力する」時代に移ってきている．その過程で難しい漢字を入力する労力は格段に減っている．とはいえ，学習する観点からいえば習得する字数は少ないほうがいい．介護用語の取り組みでも指摘されているように，医学用語の簡易化はできるところから着手していく必要があるだろう．もちろん全体

的に歩調を合わせての話であるが.

　筆者が少し思いつくのは，限られた用語にしか使われない漢字は，書き換えの対象にできるのではないかということだ．例えば酒皶様皮膚炎の「皶」はこの用語にしか使われていないと思う．この用語のみのために字を覚えるのは非効率といえるだろう．これは「渣」に変更することもできるのではないか（中国では「酒渣鼻」としている）.「瘙痒」の「瘙」もこれにしか使わず，「掻痒」表記も相当みられることから，「掻痒」に変更してしまってもいいかもしれない．皮膚科の用語ばかり取り上げると皮膚科から怒られてしまうかもしれないが，ほかには「褥瘡」「産褥」の「褥」や,「癤」,「癰」,「癜」風の「癜」,「譫妄」の「譫」なども，俎上に上るだろうか．こういう以前からある用語を簡易化するということ自体は，日本語や漢字を研究する立場からすると，表記には歴史的な経緯が詰まっていることを知っているので，積極的には行いたくないものなのだが，実践という立場をも併せて考えるとどうしても考えざるを得ないだろう.

B. 医療関係者のコミュニケーションの見直し

　国立国語研究所の『病院の言葉を分かりやすく』に代表されるような，医学用語を非医療関係者に説明するときの説明の仕方について，より自覚的になる必要がある．いかに用語を簡単にしたところで，非医療関係者が聞いて内容がわかる用語にすることは（非医療関係者は医療自体を知らないため）根本的に不可能なので，この視点が欠けていれば結局伝わるものも伝わらない．国立国語研究所の取り組み以降，後続する明確な取り組みがみられておらず，ぜひともこの取り組みを続け，用語の範囲を広げることで，医療におけるコミュニケーションで必要な1ツールとしていくことが望ましい.

C. 医学用語を教育に取り入れること

　高校を卒業した学力で，医学や看護などを学ぶのもたいへんだが，それにさらに用語という壁がある．医学教育の場で，医学そのものを学ぶ，あるいは医学英語を学ぶことは力を入れているように思うが，日本語の医学用語を学ぶことはほとんどないのではなかろうか．『医療にかかわる人のための漢字ワークブック』が2020年に出版され，これに対する大きな一歩となっている．こういった漢字を学び，医療関係者全体の読み書き能力を向上させることで，不必要な読み間違いを防げるのではないかと思う．正規の課程に組み込むかはともかく，漢字や日本語のリテラシー

は，理系分野といえども，また留学生でなくとも必須である．

D. 差別や偏見を考慮した，これからの用語の模索

　差別や偏見の項でさんざん書いたことではあるが，あれはダメこれはダメといった用語変更の果てにどんな用語が選択されるのだろうか．

　① まずはマイナスイメージをもたれうる字や語を使った用語，誤解をきたしうる用語はこれからも少しずつ変更されるだろう．この取り組みは変更された後の語にまた偏見が生まれるまでの一時しのぎであり，ニュートラルな言葉が手垢にまみれていくことでいずれ限界がくるのではないかという心配があるが，ひとまず場当たり的にこの取り組みを続けざるを得ない．

　② 固有名詞を使う用語は場合によっては言い換えの対象となっていく．血管炎の項目で見たように，現状は問題となれば変更するという程度であり，全体としての議論となっていない．しかし新たに名をつけるときに固有名詞をつけるのははばかられるだろう．

　③ 上の2点を踏まえて実際に血管炎と感染症の用語は，記述的な用語になった．「好酸球性多発血管炎性肉芽腫症」などだ．客観的な説明的な用語にしていくことで，偏見の入り込む余地をなくしていくことができる．しかし，わかりやすさの観点からいえば，長ったらしい医学用語は嫌われる．わかりにくく，衒学的だからだ．

　④ では EGPA などのアルファベットの頭文字はどうかというと，しょせんは26文字しかないアルファベットの組み合わせには限界があるし，ネイティブではない日本人が扱うには限界がある．CRP（C反応性蛋白），CPR（心肺蘇生），PCR（ポリメラーゼ連鎖反応）という三つのなじみのある用語は，使う場面が違うので混同はしにくいだろうが，はたからみるとかなりごちゃごちゃしている．

　⑤ ならば古くからの和語を取り入れたらどうかというと，これも限界がある．そういった取り組みは昭和初期にあった．当時も簡略化の動きがあり，その背景には日本語のもりたて（と外来語の排斥）という当時の時代背景があった．例えば「嘈囃」→「胸やけ」，「嚔嚔」→「くしゃみ」など症状名を和語にするのは成功したといえよう．一方で「赤血球」を「あかちだま」，「痙攣」を「ひきつけ」などとする案も出たが，当時はまず暫定的でも簡略化して統一することを優先させたため，こういった用語は採用されなかった．現代でもこれに変更するのには抵抗があるのではなかろうか．そこには漢語のもつ造語力という観点が必要になる．和語は複雑な長い名詞を表現しにくい．形容詞をつなげるのにも限界がある．一方で漢語のほう

は「〜性」「〜様」などをつけることでつなげていくことができる．そのため中途半端に和語を採用してしまうと，複雑な用語を造りにくくなってしまうのだ．だから和語が医学用語として採用されず，俗語としての位置を保っているのだと考えている．現代で置き換えれば，専門用語は漢語のままで，非医療関係者への説明は和語などを用いるのがいいだろう．これを混ぜてはいけないと思う．

以上からは，医学用語への制約が多く，すべてをかなえることはむずかしいことがわかってくるだろう．現状では，記述的な用語にしておいて，それをやさしく言い換えて説明するという方法が現実的に思うが，今後，適宜時代にあわせて表現方法を追求していく必要があるだろう．

コラム10 中国人も医学用語を読み間違える？

『中国農村医学』という雑誌のページの隅に「注意すべき医学用語の正しい読み方」という小記事を見つけた．漢字が列挙されており，間違った読みと正確な読みが書かれているのだ．ということは中国人も漢字を読み間違えているということなのだが，間違え方が日本人からみても理解できるものがいくつかあった．例えば，罹患の「罹」は「羅」と読むのではなく「離」のように読むとある．また，流涎の「涎」は「延」ではなく「閑」のように読むとある（現代中国語音なので，日本語の音読みとはずれがある）．罹患を「らかん」，流涎を「りゅうえん」と読んでしまう人がいるのは日本でもみられるものだ．「罹」は似たような字の読みをしてしまったのだろう．「涎」のほうは字の右側（つくり）である「延」をみて読む，いわゆる百姓読みと呼ばれるものだ．ふだん漢字ばかり使っている中国人でも，漢字に苦労していることが垣間見えて，親近感がわく．

参考
李森. 応注意医学術語之正確読音. 中国農村医学. 1982: 244.

第5章 これからの医学用語

おわりに

　医学用語とひとくちにいっても，どちらかというとラテン語の語源などに焦点を当てた本か，読み方などのあんちょこ本がメインであるなか，本書の立ち位置は少し特殊と思われるかもしれない．本書を読まれた方には，医療と日本語の問題は，案外，切り離せない問題ということがすこしだけでも伝わっていればありがたいと思っている．

　むしろどうしてこんなことを調べているのかと思われる方もいると思うので少し説明しておきたい．筆者はまず，なにより漢字好きだ．幼少期から漢字辞典を書き写すのが好きだったし，中学高校時代は漢字辞典を常に持ち歩いた時期もあった．漢字検定も受けたが，そこで飽き足らなかったのは，漢検主催の懸賞論文の存在と，そこで「研究」という道を知ったからだった．高校のときに地元の地名に使われる漢字について調べ上げることをして，粗削りなものなのにその頑張りを評価していただいたことがあった（『「杁」という字について』）．これが励みになり，調べて事実を探ることの楽しさを感じていた．ただ高校生当時，iPS 細胞などの発見があって，そちらの方面にも大きく心を動かされていたので，文学部にいくか悩んだ挙句，最終的に医学部に進学した．

　その後も漢字への興味は尽きず，医学部の講義が終わった後に，夕方から文学部の講義に潜り込みながら，医学用語を観察することにした．すると意外にもかなり不統一なところが見えてきた．特に気になったのは「楔入圧」の読みで，学生という立場を逆に利用していろんな人に読みを尋ねたが，誰に聞いてもあんまりはっきりした答えは返ってこなかった．調べてみると用語集での扱いもばらばら，歴史を遡っても事態は収拾せずさらに混沌とした状況が明らかになるばかりだった．

　また調べ始めて気づいたことは，同じような医学と日本語，漢字について調べている人が（蘭学〜明治時代はわりといるが特に現代については）ほとんどいない，ということだった．誰もいないなら，筆者のようなものでも何かしらこの分野に還元できるものがあるかもしれないと，現在も調べ続けている．とはいえ，日本語学や中国語学などの文学部の基本的な素養や訓練を受けることなく，「なんとなく」で研究を続けてしまっている現状には，不安感が常に伴い，重大な前提や手法を見

落としているかもしれないという恐怖と日々戦っている．その裏返しとして根拠をできるだけ明確に示そうと努めている．医学方面でも，日々の臨床などでひっそりと医学用語の使われ方を観察している若手の一医療関係者に過ぎず，特に他分野の用語の実際は知らないことが多いので，現状とかけ離れた記述をしていれば，ここにお詫び申し上げる．医学分野についても筆者の知識の多寡で差が出ないよう，できるだけ主観ではなく文献を示そうと努めた．また，本書を執筆している間に，筆者が属している日本精神神経学会で精神科用語検討委員会に参加するようになり，日本医学会の用語表記基本指針策定ワーキンググループにも声がかかった．実質的に何かができたわけではないが，用語管理の実際を経験して考えをブラッシュアップしつつ，今後，最終的に用語に関する悩みが減るような取り組みをしていきたいと考えている．

　言葉はうつろいゆくもので，医療分野という広くて狭い専門分野のなかでもそれは例外ではない．日々医学が進歩して新しい医学用語が生まれる一方で，古い言葉が保存されているこのアンバランスな感じは観察していておもしろい．ただ医療は実践を伴うものである以上，言葉の観察と分析だけでは済まされない．どう管理し，整理してよりよくしていくかという視点も重要になる．そのためには古くから使われてきた用語にも手を付けなければいけないこともあるだろう．筆者としては，生半可な知識や感情論で，言葉を扱ってほしくはなく，できれば過去の議論を参照し，それに基づいて堅実な議論をしていってほしい．用語施策そのものに携わらない医療関係者のみなさんにとっては，「理系分野だし漢字や日本語は苦手」だから適当にその場の空気に合わせたらいい，で済ませてほしくない．医療分野こそ日本語がたいせつだということをしっかり認識して，最低限の部分を自己解決できる能力を身につけてほしい．これが漢字や日本語を愛する医療関係者の願いであり，本書がその一助となれば幸いである．

　本書をなすにあたって，中外医学社の桂彰吾氏，笹形佑子氏にはお世話になった．末筆ながら感謝申し上げる．

　　　令和4年3月

　　　　　　　　　　　　　　　　　　　　　　　　　西嶋佑太郎

索　引

176

索引

著者略歴

西嶋佑太郎（にしじま　ゆうたろう）

1991 年，愛知県生まれ．京都大学医学部医学科卒業．現在，京都府内で精神科医として勤務するかたわら，在野研究者として日本漢字学会，日本医史学会などに所属し研究活動を行っている．「日本語医学用語の読みの多様性と標準化 ―「楔」字を例に―」（『漢字文化研究』第 5 号，2014 年）で第 9 回漢検漢字文化研究奨励賞最優秀賞および平成 27 年度京都大学総長賞を受賞．「海上随鷗の造字法」（『日本漢字学会報』第 2 号, 2020 年），「人体の部位と病気の名前」（『日本語学』第 40 巻 3 号，2021 年）などのほか，大修館書店のWEB サイト「漢字文化資料館」（https://kanjibunka.com/)で 2019 年 8 月から 2021 年 8 月にかけて連載記事「医学をめぐる漢字の不思議」を掲載．

医学用語の考え方，使い方　　　　　　Ⓒ

発　行　2022 年 5 月 20 日　1 版 1 刷
　　　　2022 年 9 月 30 日　1 版 2 刷

著　者　西嶋　佑太郎

発行者　株式会社　中外医学社
　　　　代表取締役　青　木　　滋
　　　　〒 162-0805　東京都新宿区矢来町 62
　　　　電　話　(03) 3268-2701 (代)
　　　　振替口座　00190-1-98814 番

印刷・製本 / 三和印刷(株)　　　　＜ SK・YS ＞
ISBN978-4-498-14822-2　　　　Printed in Japan